だいわ文庫

栄養を捨てない料理術

中井エリカ

大和書房

はじめに

「食べるべきところ」を実は捨てていませんか？

普段の料理で、ごっそり除かれるかぼちゃのタネやワタには、免疫力を上げるリノール酸やオレイン酸が豊富に含まれています。ゴーヤにいたっては、捨てられがちなワタの部分に、いつも食べる果肉の１・７倍のビタミンＣが含まれます。タネには体脂肪を減らす栄養成分が豊かです。

だいこんはよく食べられている白い根よりも、葉や皮のほうにビタミンＣなどの栄養が多く含まれています。

すいかの果肉と皮の間にある白い部分は、シトルリンというアミノ酸の一種を含みます。多くの場合、果肉だけを味わって捨てられますが、きれいに洗ってぬか漬けにすると、きゅうりのぬか漬けに負けないおいしさなのです。

こうしてみると、長い間の食習慣や先入観で「ここは食べられないところ」「おいしくないから」と、無意識に捨てているものが少なくありません。

食に対する個人の好みもありますが、食材の最も栄養豊富な部分、食べるべきところを廃棄してしまうのは、やはりもったいない気がします。

もちろん、すべてが味のよいものばかりではありません。見た目のよくないものもあります。しかし、調理のひと手間や工夫次第で、十分に食べやすくなり、おいしくいただけます。

栄養効果が上がり、節約、エコにもつながります

食材を余すことなく使い切り、いただくことで、今まで捨てていた栄養がすべて身になります。栄養ロスや食品ロスの心配もなくなり、経済的な節約にもつながっていくのです。捨てるものが少なくなれば生ごみも減るので、環境にもやさしいエコな食生活になります。

日本ではまだ食べられる食品が年間612万tも捨てられています。これを日本人ひとり当たりに換算すると1年で48kg分、ひとりが毎日お茶碗1杯分のご飯を捨てていることになります。

大手コンビニ各社が対策に乗り出すなど、食品ロスへの関心が次第に高まりつつあるようですが、私たちの足元をみるともったいないと

思えることがまだまだあるように感じます。

本書では栄養の損失を減らすだけでなく、調理の仕方で栄養を活かす術や、栄養価を上げる食べ合わせを紹介しています。
野菜、肉、魚、果物など85の食材について、食べてみたい、作ってみたいと思われたところから試していただければ幸いです。

中井エリカ

Contents

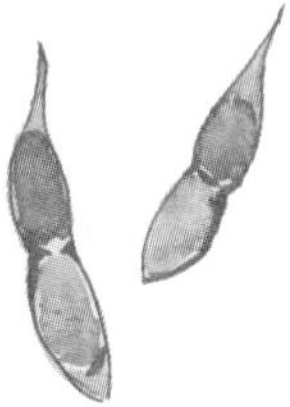

野菜類

野菜、根菜の「栄養を捨てない」料理術

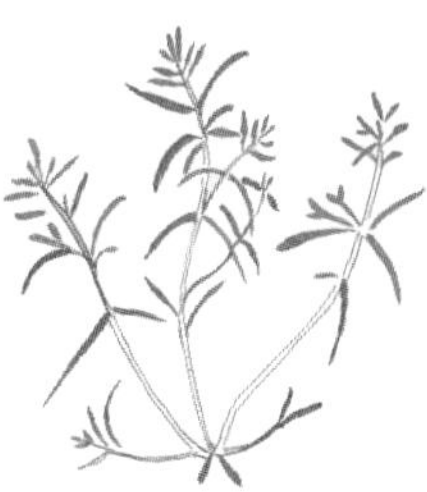

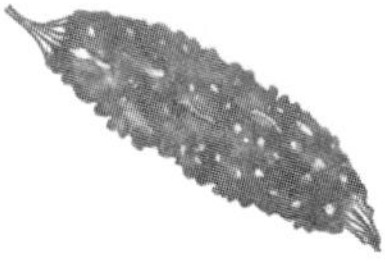

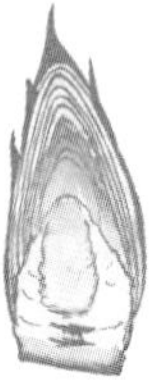

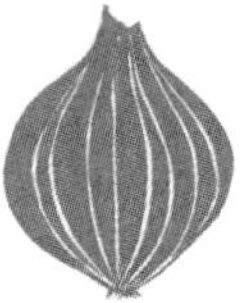

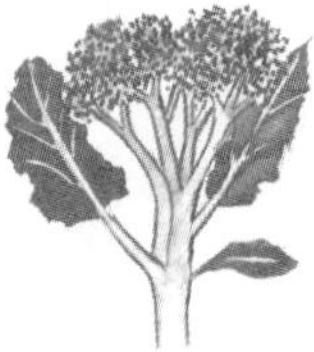

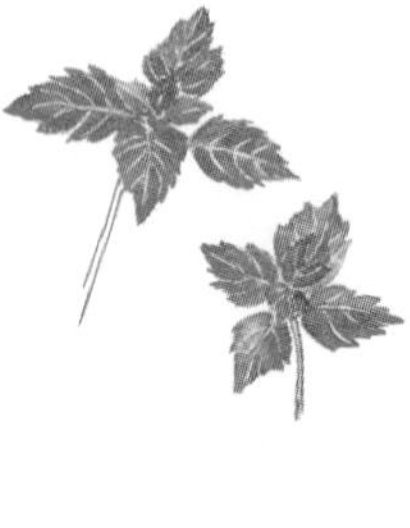

Contents

いも類

「栄養を活かす」調理法&食べ合わせ

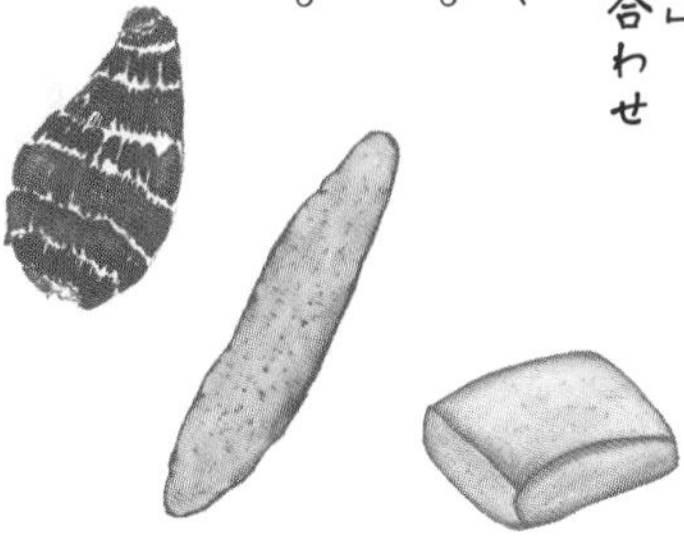

果実類

果実類に豊富なポリフェノールを余すところなく

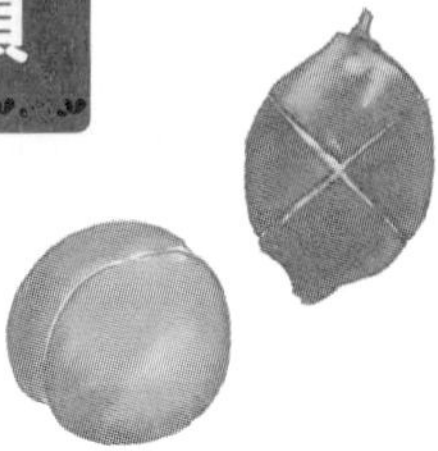

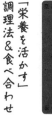

きのこ類

きのこに日光浴をさせて
栄養をさらに豊かに

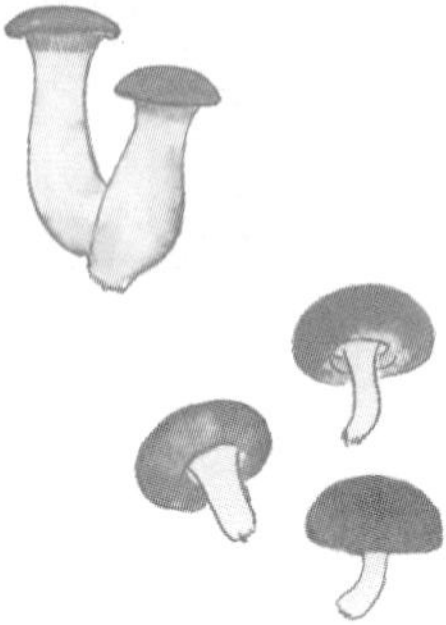

豆類

たんぱく質とともに豊富な
カルシウムを上手にとる

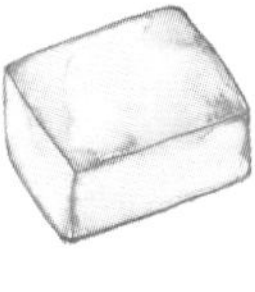

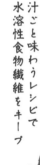

海藻類

汁ごと味わうレシピで
水溶性食物繊維をキープ

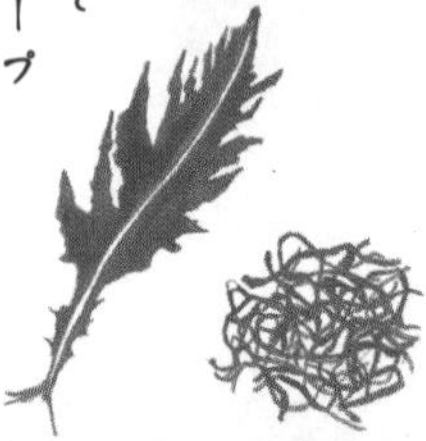

Contents

その他

β-カロテンの抗酸化力で
青魚のDHAやEPAの
酸化を防ぐ

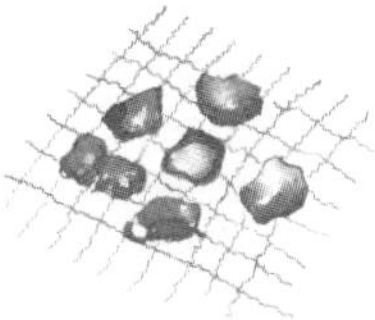

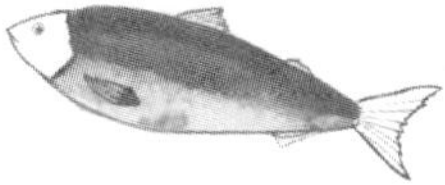

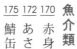

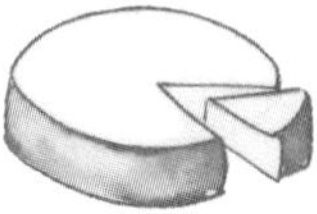

本文の栄養DATAについて
・栄養成分は、可食部100g当たりの数値を記載しています。
・食材ごとに栄養価の高いもの、栄養価に特徴があるものを記載しています。

食材の力を最大限活かす質のいい食事

日本は四季それぞれに旬を迎える山の幸、海の幸に恵まれた国です。また、流通網の発達で、海外のめずらしい食材も手に入りやすくなっています。一見すると私たちは多くの食べものに囲まれ、誰もが栄養豊富な生活を送っているように思えます。

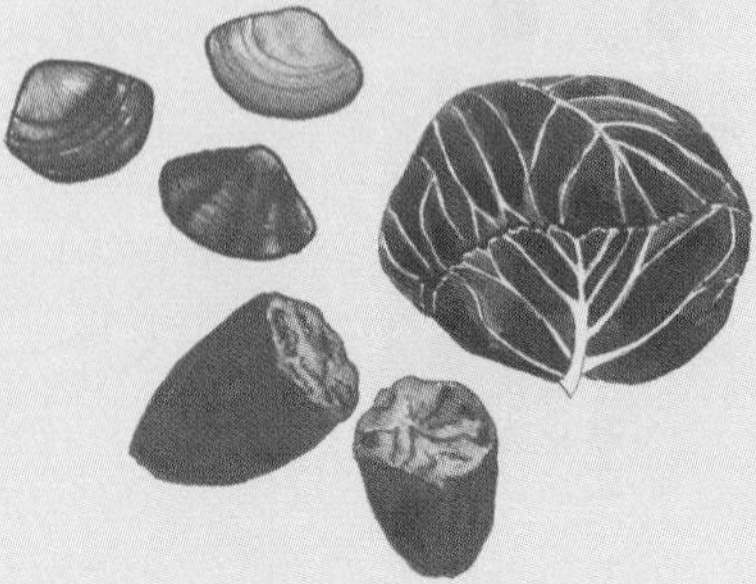

ところが、日本人全体の傾向として、カルシウムと鉄分の不足がここ数年警告されています。とくに女性は鉄分の不足が目立ち、10人〜５人に１人が鉄欠乏性貧血ともいわれています。

さらに、仕事や家事などで毎日忙しい人は、たんぱく質が不足しがちです。短時間で手軽に食事を済ませようとするため、おなかにたまる炭水化物がメニューの中心になるからです。

このような栄養の摂取不足や偏りは、日頃から自分の食生活に目を向けていないと、なかなか気がつきません。少しでも質のよい食事をとるようにしたいもの。そのための参考となるのが、これから紹介する栄養成分の種類や特徴です。

いろいろな栄養成分が、私たちの体を維持するために役立っているのです。

栄養成分の種類と特徴

体を養い、支えてくれる
さまざまな栄養成分の働き

本書でもたびたび登場する、栄養成分の種類やその特性を「3大栄養素」「ミネラル」「ビタミン」「脂肪酸・コレステロール」「食物繊維」の5つに分けて紹介します。

私たちの体はまさに養われています。

3大栄養素

たんぱく質	生命維持に欠かせない重要な栄養素。血液や筋肉などの主成分であり、エネルギー源でもある。良質のたんぱく質を多く含むのは、肉類や魚介類、卵のほか、納豆や豆腐などの大豆製品、牛乳やチーズといった乳製品などがある。
脂質	脂質は肥満の元凶といったイメージもあるが、体をつくる細胞や神経組織の成分になるなど、健康維持のために重要な役割をもつ。ごま油のように常温で液体のものと、マーガリンやバターのように常温で固体のものがある。
炭水化物・糖質	炭水化物は体内で糖に分解され、体を維持するのに重要なエネルギー源となる。とくにぶどう糖（血糖）は、脳や筋肉を機能させる不可欠のエネルギー源。米、パン、いも類、果物などに多く含まれる。

ミネラル（無機質）

カリウム	カリウムは余分な塩分を排出して血圧を調整する働きがあり、高血圧の予防効果が期待できる。さらに、脳卒中の予防や骨密度の増加にも関わるとされる。ほうれん草やおかひじきのほか、果物ではアボカド、肉や魚にも豊富。
カルシウム	骨や歯をつくるもとになる栄養素。ほかにも出血を止める働きや、神経を安定させる作用、筋肉の収縮にも関わる。緑黄色野菜のモロヘイヤや小松菜、豆腐などの大豆製品のほか、小魚や海藻類、牛乳などに多く含まれる。
マグネシウム	カルシウムやリンと連携して骨をつくる働きや、血圧の維持、たんぱく質の合成にも関わる。神経の興奮を抑える作用などもある。野菜ではほうれん草やごぼう、魚介類ではあさり、果物ではアボカドに多く含まれる。
リン	カルシウムやマグネシウムと一緒に骨や歯をつくるもとの成分。エネルギー代謝などの重要な役目も果たす。牛乳やプロセスチーズなどの乳製品、煮干しやしらす干し、高野豆腐など乾物のほか、肉類にも豊富。
鉄	体内の鉄の多くは、赤血球を構成するヘモグロビンの成分になっている。ヘモグロビンは酸素を全身へ届ける運搬役。レバーや肉、魚など動物性食品にはヘム鉄、緑黄色野菜や海藻などの植物性食品には非ヘム鉄が含まれる。
亜鉛	皮膚や粘膜の健康維持、味覚を正常に保つなどの働きがある。亜鉛が不足すると味覚障害が起こることも。魚介類ではとくに牡蠣に多く含まれるほか、ごま、アーモンド、高野豆腐、煮干し、肉類や卵にも豊富。
銅	鉄から赤血球がつくられる際の手助けをするのが銅の大きな役割のひとつ。このほか、骨をつくるときのフォローや活性酸素の除去にも役立つ。牛レバー、えびやかに、いかなどの魚介類、納豆などに多く含まれる。
マンガン	抗酸化作用のある酵素や、糖質の代謝に働く酵素など、多くの酵素の構成成分となり、成長や生殖に関わる働きをする。野菜ではしょうがやバジル、魚介類ではしじみや干しえび、海藻類のあおさ、焼き海苔にも多い。

ビタミン

ビタミンA	抗酸化作用によって、動脈硬化などの生活習慣病を予防する効果が期待できる。また、免疫力の向上や肌の健康維持にも関わる。にんじんやほうれん草などの緑黄色野菜にとくに豊富。含有量はレチノール活性当量で表される。
ビタミンD	カルシウムやリンの吸収を促すことで、血液中のカルシウム濃度を一定に保ち、丈夫な骨をつくる手助けをする。日光を浴びると体内でも生成できる。きくらげなどのきのこ類のほか、魚では鮭、しらす干しなどに多く含まれる。
ビタミンE	強い抗酸化作用で、有害となる体内のさまざまな酸化を抑える働きがある。とくに脂質の酸化を防ぐことで、心筋梗塞などの生活習慣病の予防に役立つとされる。かぼちゃ、モロヘイヤ、魚類では鯵や鱈などに豊富。
ビタミンK	血液の凝固やカルシウムを骨に定着させる働きなどをフォローする栄養素。食品からの摂取のほか、体内でもつくることができる。納豆に目立って多く含まれるほか、緑黄色野菜のパセリ、ほうれん草、小松菜などに豊富。

水溶性ビタミン

ビタミンB_1	炭水化物や乳酸など、さまざまな代謝に関わってエネルギーの産出や機能の維持などに貢献している。とくに豚肉に多く含まれるほか、グリンピースやえだまめなどの豆類、米ぬかを利用した漬け物「ぬか漬け」などに多い。
ビタミンB_2	3大栄養素をエネルギーに変える代謝をフォローする役割のほか、目や口などの皮膚や粘膜の健康を守る働きをする。菜の花やアボカドのほか、魚類ではうなぎやしじみに豊富。レバー、卵、乳製品にも多く含まれる。
ビタミンB_6	たんぱく質や脂質の代謝に関わり、エネルギーを産出する手助けをする。不足すると湿疹や吹き出物ができやすくなることも。鰹、鮪、肉類、バナナに豊富なほか、さまざまな食品に広く含まれている。
ビタミンB_{12}	DNAや赤血球、脂肪酸など、体にとって重要な合成に深く関わる栄養素。神経機能を正常に保つ働きもしている。野菜や果物にはほとんど含まれておらず、レバーなどの肉類、しじみや牡蠣、鯖などの魚介類から摂取する。

ナイアシン	ナイアシンはビタミンB_3とも呼ばれ、ビタミンB群の栄養素のひとつ。3大栄養素からエネルギーを産出するときに働く酵素を、しっかり補助する役割がある。まいたけなどのきのこ類や、鮪、鰹、肉類に多く含まれる。
葉酸	たんぱく質や細胞を増やすときに必要な、DNAの合成に関わる栄養素。ビタミンB_{12}とともに血液を作る働きもある。緑黄色野菜やいちご、マンゴーなどの果物に多く含まれる。熱に弱いので、生のまま摂取できる食品が理想的。
パントテン酸	3大栄養素の代謝に関わる、重要な酵素を助ける役割をする。さらに、抗体の合成に関わって、免疫力を上げる働きなどがあるとされる。かれいやいわしなどの魚介類、肉類、卵のほか、しいたけなどのきのこ類にも豊富。
ビタミンC	皮膚や粘膜の健康維持や、抗酸化作用による生活習慣病の予防にも期待ができる栄養素。熱に弱く、水に溶けやすい特性をもつ。ブロッコリーやピーマンなどの緑黄色野菜、レモンやオレンジなどの柑橘類、いも類に豊富。

脂肪酸・コレステロール

脂肪酸は脂質を構成する成分で、大きく3種類に分けられる。バターなどに含まれる飽和脂肪酸は、体の組織やエネルギー源となる栄養素。オリーブ油に含まれる一価不飽和脂肪酸は、動脈硬化の予防・改善に役立つとされる。青魚に含まれるDHAやEPAなどの多価不飽和脂肪酸は、中性脂肪や悪玉コレステロールを減らす働きがある。コレステロールも脂質のひとつで、細胞膜の材料になるなど重要な役割をする。善玉（HDL）と悪玉(LDL)の2種類があり、総数または後者が増えすぎると、動脈硬化など生活習慣病のリスクが高くなる。

食物繊維

人の消化酵素だけでは消化できない、食品中の成分。水に溶ける水溶性と、水に溶けない不溶性に分けられ、便秘や生活習慣病の予防効果が期待できる。こんにゃくなどのいも類や海藻類にとくに豊富。

相性のいい栄養成分の組み合わせ

栄養成分のなかには、ほかの栄養素の吸収率を高めたり、その特性を活かす働きをするものがあります。相性のいい食材同士を食事メニューに活かせば、効率よく栄養が摂取できます。

ビタミンB_1

＋ クエン酸　＋ 硫化アリル

●豚肉などに多く含まれるビタミンB_1と、クエン酸が豊富なレモンやトマト、酢をレシピや献立で合わせると、疲労回復効果が期待できる。

●にんにくやにら、玉ねぎなどに多い硫化アリルとビタミンB_1を食べ合わせると、ビタミンB_1の吸収が高まり、エネルギーの代謝を助けてくれる。

ビタミンD

＋ カルシウム　＋ 鉄

●ビタミンDにはカルシウムの吸収を助ける働きがある。鮭や鰯、きのこ類に豊富なビタミンDに、チーズや小魚などのカルシウム食材を合わせる。

●ビタミンDと鉄を含む食品を食べ合わせると、鉄を効率よく吸収できる。きのこ類と肉の組み合わせなどがおすすめ。

ビタミンK

＋ カルシウム

●ビタミンKは、カルシウムを骨に定着させる働きを助ける。小松菜やほうれん草、納豆などに豊富なビタミンKと、乳製品や海藻類に多いカルシウムを一緒のメニューに。

ビタミンC

＋ 鉄 ＋ たんぱく質

●ビタミンCには、鉄の吸収率を高める働きがある。ビタミンCを多く含むパプリカ、ブロッコリー、じゃがいもなどには、鉄が豊富な春菊や空心菜、レバーなどが好相性。
●ビタミンCには、美肌効果に関わるコラーゲンの生成を助ける働きがある。たんぱく質を多く含む肉や魚、卵、乳製品と組み合わせた献立で肌の健康をキープ。

カルシウム

＋ 酸 ＋ シュウ酸

●カルシウムには酸に溶け出す性質がある。たとえば、クエン酸を含む酢やレモン汁を使った煮込み料理では、煮汁にカルシウムの栄養成分がたっぷり含まれることに。
●カルシウムには、結石の原因になるシュウ酸の吸収を抑える働きがある。シュウ酸を多く含むたけのこやほうれん草には、わかめなどの海藻類、ちりめんなどの小魚類や小松菜など、カルシウム豊富な食材の組み合わせがいい。

たんぱく質

＋ ムチン

●おくらややまいもの粘り成分ムチンには、たんぱく質の吸収を高める働きが。3大栄養素のたんぱく質をしっかり取り込むなら、たんぱく質の多い肉や魚、卵などと組み合わせたレシピや献立を。

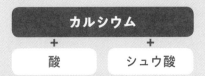

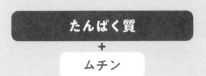

相乗効果が期待できる栄養成分の組み合わせ

お互いの特性や効能を、相乗効果でさらに強化する栄養成分の組み合わせがあります。同じ栄養効果をもつ食品をマッチさせることで、大きなW効果となります。

抗酸化作用

ポリフェノール ＋ リコピン

●リーフレタスなどに豊富なポリフェノール系の物質がもつ抗酸化作用と、トマトやすいかに含まれるリコピンの抗酸化作用との相乗効果で、風邪予防や美肌効果が期待できる。

ビタミンC ＋ β-カロテン

●ビタミンCの強い抗酸化作用をより強力にするなら、同じく抗酸化作用のある、β-カロテンを含む食材とのマッチングを。含有量の多い白菜とにんじん、ほうれん草とレモンなど。

ゴマリグナン ＋ ビタミンC ＋ β-カロテン

●ごまに含まれるゴマリグナンの抗酸化作用を最大限に活かすなら、強い抗酸化作用のあるビタミンCやβ-カロテン豊富な食品を合わせる。

疲労回復

アスパラギン酸 ＋ ビタミンB_1

●アスパラガスに多く含まれるアスパラギン酸の疲労回復効果と、スタミナ栄養成分のビタミンB_1を組み合わせ、体をリフレッシュ＆パワフルに。アスパラガスに豚肉や豆類を合わせるメニューなど。

便秘予防

水溶性食物繊維 ＋ 不溶性食物繊維

●2種類の特性が異なる食物繊維を食べ合わせることで、栄養バランスをアップさせる。たとえば、不溶性食物繊維の多いたけのこには、水溶性食物繊維が豊富なわかめ（海藻類）を合わせるなど。れんこん＋レモン、さといも＋きのこ類や豆類なども同様の組み合わせ。

血液サラサラ

エニタデニン ＋ DHA

●しいたけに特有の栄養成分エリタデニンには、血流をよくする作用がある。同じく血流を促進するDHAが豊富な、鯖や鰯などの青魚と組み合わせれば、より強い血液サラサラ効果が期待できる。

二日酔い予防・肝機能アップ

オルニチン ＋ オルニチン

●オルニチンは肝機能を高める働きがある、アミノ酸の一種。しじみによる二日酔いの予防効果で、お酒の好きな人には知られている。しめじとしじみの含むオルニチンを合わせ、より強力なオルニチンパワーを引き出す。

肥満予防＆ダイエット

低カロリー食品 ＋ 低カロリー食品

●低カロリーな食材同士で献立を組んだり、食べ合わせたりすれば、肥満予防やダイエットメニューに。たとえば、もやし＋きのこ類、長いも＋海藻類のほか、鶏ささみ、ちんげんさい、こんにゃく、豆乳、豆腐などのローカロリー食品を組み合わせても。

唐辛子
バジル
パクチー
長ねぎ
にんにく
春菊
白菜
しょうが
ゴーヤ
ミント

Vegetable

野菜類

野菜、根菜の「栄養を捨てない」料理術

野菜には知らずに捨てている、栄養豊富な部分がいろいろ。

アスパラガス
なす
みつば
空心菜
パセリ

きゅうり
モロヘイヤ
セロリ
かぶ
えだまめ
玉ねぎ
ブロッコリー
小松菜

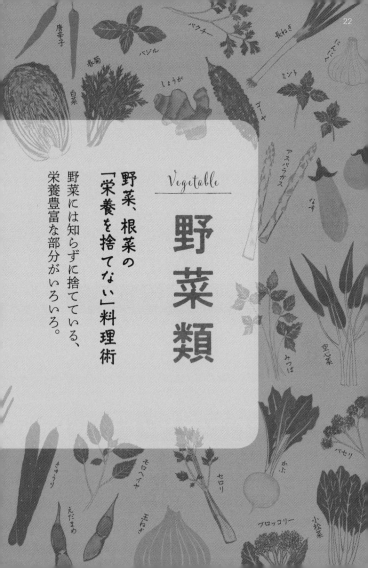

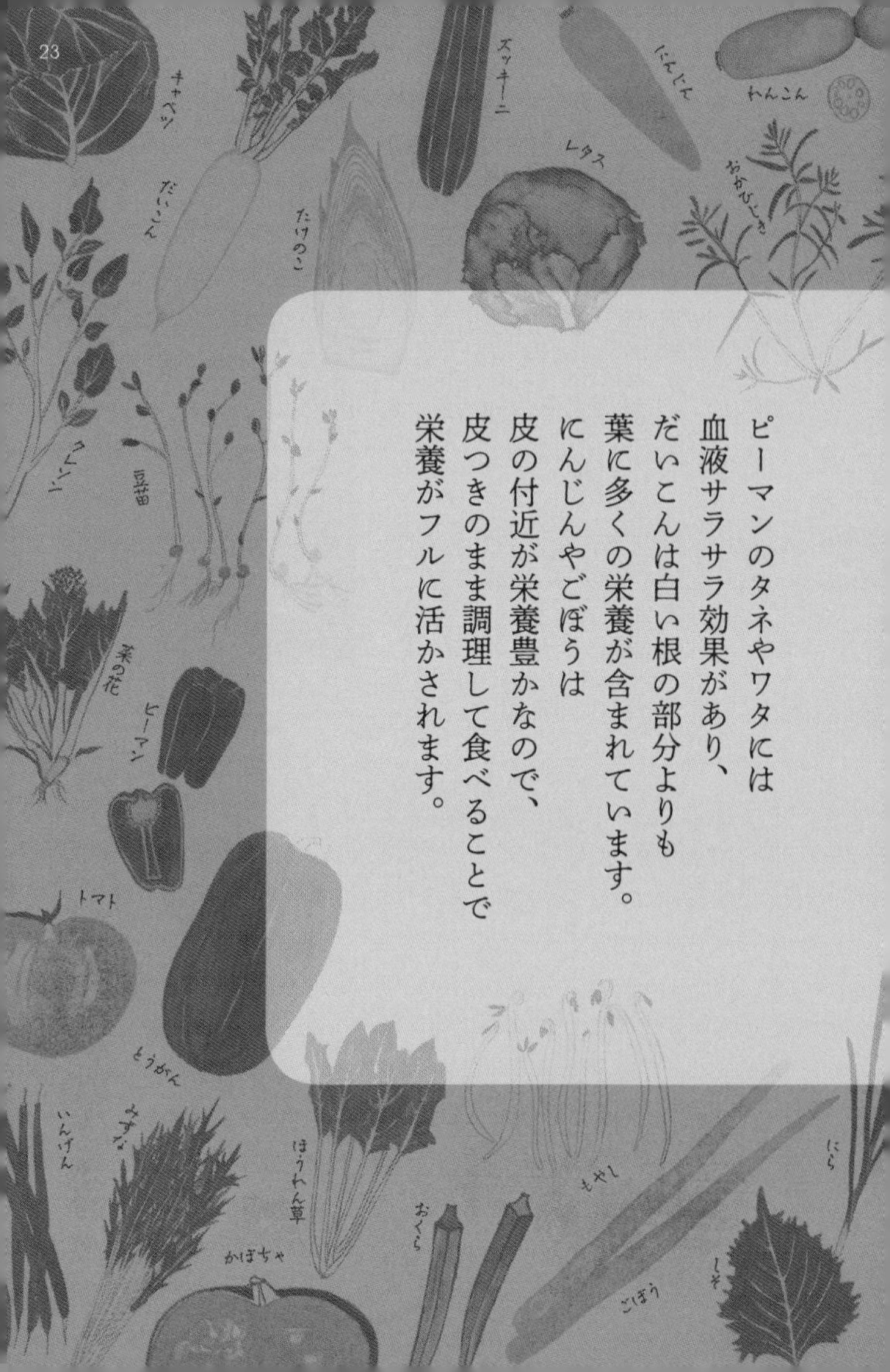

ピーマンのタネやワタには
血液サラサラ効果があり、
だいこんは白い根の部分よりも
葉に多くの栄養が含まれています。
にんじんやごぼうは
皮の付近が栄養豊かなので、
皮つきのまま調理して食べることで
栄養がフルに活かされます。

Vegetable

アスパラガス

疲労回復&スタミナ増強の栄養が根元に集中

初夏に旬を迎えるアスパラガスは、骨の健康に役立つビタミンKのほか、カリウムやカルシウムも比較的多く含みます。

注目はアミノ酸の一種、アスパラギン酸が豊富なこと。これはエネルギーの代謝に関わる成分で、食べたものから活動に必要なエネルギーを引き出します。疲労回復にもつながるので、同じ効果をもつビタミンB_1が豊富な食材と合わせれば、W効果です。

選ぶときは全体にみずみずしく、緑色の濃いものを。茎は適度な太さがあり、まっすぐに伸びたものが新鮮。

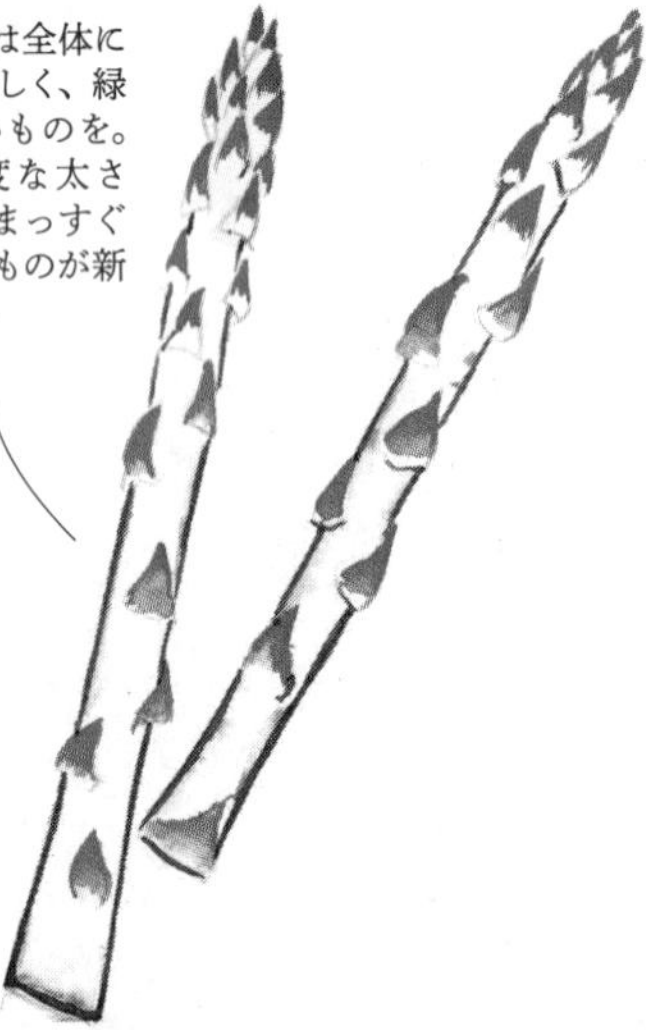

栄養キープの保存法

乾燥を防ぐため、キッチンペーパーで切り口を包んでポリ袋へ入れる。収穫前と同じ、立てた状態で冷蔵庫へ。保存期限は3～4日。

栄養data

アスパラガス(生)

- エネルギー …………………… 22kcal
- カリウム ……………………… 270mg
- カルシウム ……………………19mg
- ビタミンA(β-カロテン) …370μg
- ビタミンK ……………………… 43μg

《 栄養を捨てない調理のコツ 》

アスパラギン酸の疲労回復効果を増強

アスパラガスに多いアスパラギン酸にビタミンB_1をプラスすれば疲労回復とともに、エネルギッシュな体に。スタミナをつけたいときは「アスパラガスと豚肉の炒めもの」などもおすすめです。

皮も根元も使える

栄養の詰まった根元も捨てずに使います。皮の部分は硬いので、ピーラーなどでむきましょう。ただし、皮に香りがあるので、茹でるときはむいた皮も一緒に入れて風味をよくします。

アスパラガスは茹で過ぎると食感が悪くなり、栄養も失われがちです。1～2分でさっと茹でる程度に。また、栄養が流れ出ないように、カットせずに茹でましょう。

栄養まるごとレシピ

疲れをとる最強コンビ

アスパラガスと豚肉の炒めもの

材料（2人分）

- ▶ アスパラガス …1束(150g)
- ▶ 豚コマ肉 …………… 160g
- ▶ Ⓐ
  - 醤油………………大さじ1
  - 砂糖…………… 大さじ1/2
  - 酒…………………大さじ1
  - おろしにんにく …小さじ1
- ▶ サラダ油 …………大さじ1

1 アスパラガスは根元の皮の硬いところはピーラーでむき、斜めに切る。

2 フライパンにサラダ油をひき、豚肉を入れて炒める。

3 アスパラガスを加えて炒め、全体に火が通ったらⒶを加えて全体にからめる。

Vegetable

いんげん

汁ものやスープでビタミンをキャッチ

いんげんは抗酸化作用の高いβ-カロテンやビタミンCを含むので、免疫力アップや美肌効果が期待できます。カリウムや鉄などのミネラルも豊富なほか、疲労回復やスタミナ強化に役立つアスパラギン酸を多く含むのも特徴です。

体のエネルギーに関わるビタミンB_1やB_2にも恵まれているため、この栄養を取り入れることが調理のポイントになります。

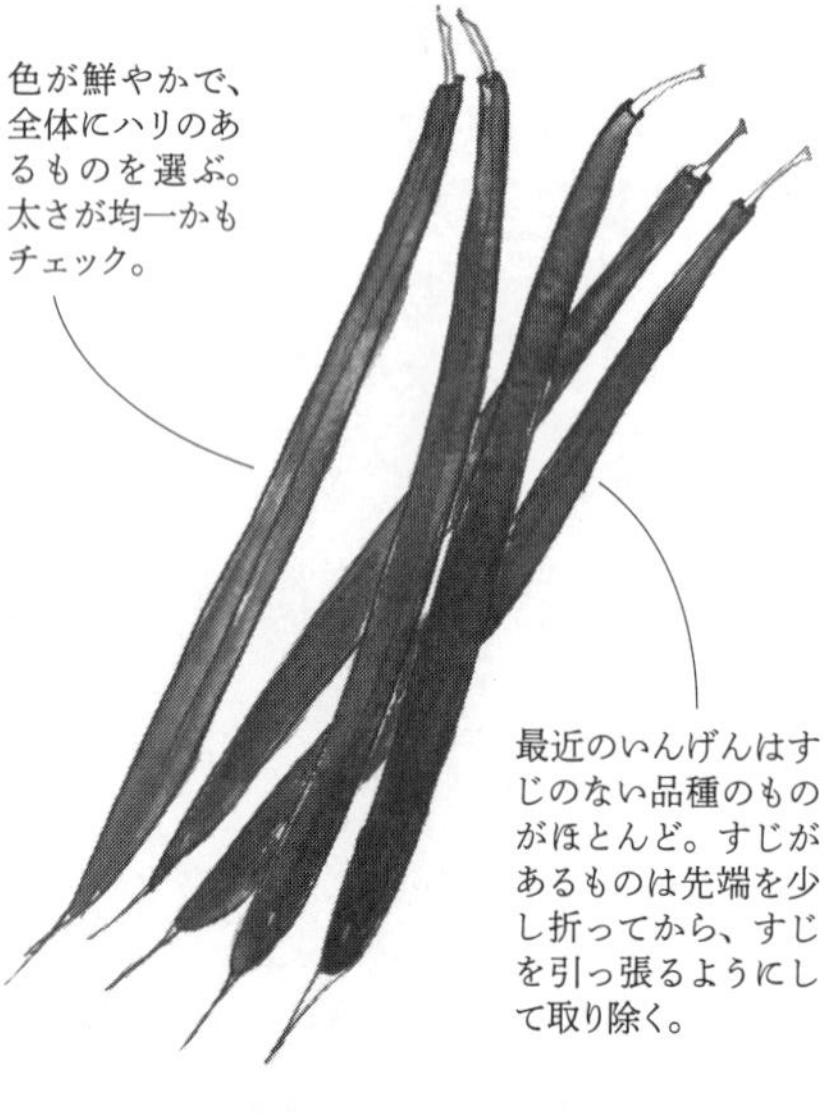

色が鮮やかで、全体にハリのあるものを選ぶ。太さが均一かもチェック。

最近のいんげんはすじのない品種のものがほとんど。すじがあるものは先端を少し折ってから、すじを引っ張るようにして取り除く。

栄養キープの保存法

さやの向きを揃えてキッチンペーパーに包み、ポリ袋に入れたらヘタを上にして立てて保存。保存期限は3～4日。

栄養data

いんげんまめ(生)

- エネルギー … 23kcal
- カリウム …… 260mg
- カルシウム … 48mg
- ビタミンA (β-カロテン) ……………… 520μg
- ビタミンK ……60μg

栄養を捨てない調理のコツ

汁ものメニューで溶け出す栄養を逃がさない

いんげんに含まれるビタミンB_1は、糖質からエネルギーを生み出すために必要な栄養素。水溶性のため茹でると栄養が流れ出てしまうので、煮汁をそのまま取り入れられる汁ものやスープでいただくのがおすすめです。しょうがと煮びたしにしたり、鮭と合わせてめんつゆで出汁びたしにしてもいいです。

豚肉と相性よし

ビタミンB_2は糖質や脂質、たんぱく質からエネルギーを生み出すために必要な栄養素です。不足すると皮膚や粘膜の炎症を引き起こすことも。アスパラギン酸と同じく疲労回復効果のあるビタミンB_1が豊富な肉などと組み合わせれば、効率がよいです。

栄養まるごとレシピ

煮びたしで栄養キープ

いんげんと鮭との出汁びたし

材料(2～3人分)

- いんげん ………… 12本
- 生鮭の切り身 ……… 3枚
- 水 ………………… 300ml
- めんつゆ(3倍濃縮) …………大さじ6（90ml）
- みりん …大さじ2（30ml）

1. いんげんは洗って半分に切る。
2. 鮭は食べやすい大きさにそぎ切りにして、グリルで両面焼く。
3. 鍋に水、めんつゆ、みりんを入れて、火にかけ煮立ったら、いんげんを入れて1分煮る。保存容器に2と3を入れる。

Vegetable

えだまめ

蒸し焼きでビタミン、カリウムをキャッチ

えだまめはアルコールの分解を助けてくれるビタミンB_1、肝臓の働きを助ける必須アミノ酸のメチオニンのほか、二日酔い防止に役立つカリウムも多く含みます。まさにお酒のお供としてすぐれた食材です。

ほかにもたんぱく質や食物繊維、鉄分やマグネシウムなども豊富。水溶性の栄養分を守るため、茹でるよりも少ない水で蒸し焼きにする調理がおすすめです。

栄養キープの保存法

冷蔵保存は新聞紙などに包んでからポリ袋に入れて。ただし、鮮度が落ちると豆がやせて甘みも減るので、なるべく早めに茹でるのがベター。保存期限は3～4日。茹でて冷凍保存する場合は、さやつきのまま冷凍用保存袋などに小分け。保存期限は1か月。食べるときは自然解凍で。

栄養data

えだまめ（生）

- エネルギー …………………135kcal
- カリウム …………………… 590mg
- リン ………………………… 170mg
- ビタミンA（β-カロテン） 240μg
- ビタミンK …………………… 30μg
- ビタミンB1 ……………… 0.31mg

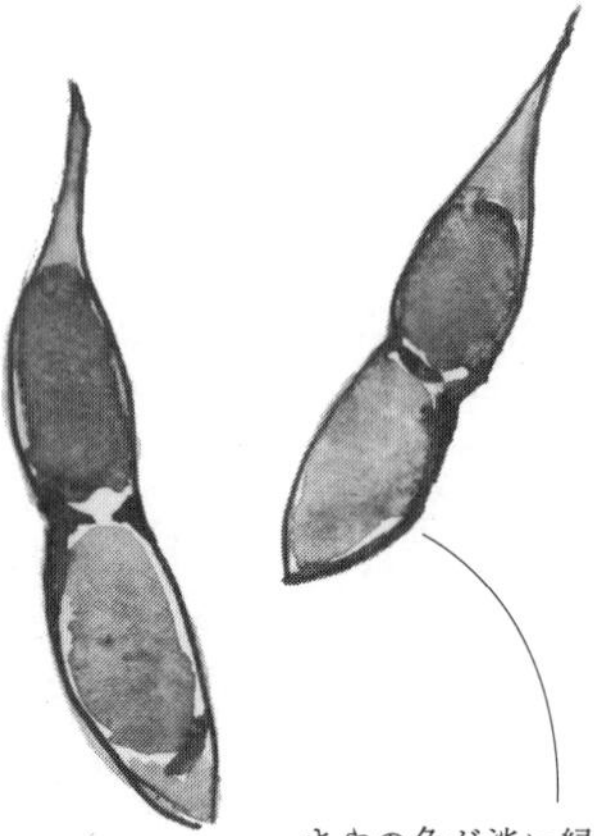

さやの色が淡い緑で、豆が育ち過ぎていない、粒ぞろいのものを選ぶ。

《 栄養を捨てない調理のコツ 》

蒸し焼きで栄養を逃がさない

えだまめを茹でるとカリウムやビタミンB_1など、水溶性の栄養分が流れ出てしまいます。

フライパンの底がひたるくらい（100mℓ程度）の水で蒸し焼きにしましょう。栄養のロスが激減します。

鉄の吸収アップで貧血予防や美肌効果

えだまめに豊富なミネラルの鉄分を上手に取り込めば、貧血の予防や肌のくすみ対策といった効果も期待できます。

鉄分の吸収を高めるビタミンCを多く含んでいるパプリカやブロッコリーなどの野菜、キウイフルーツなどの果物と食べ合わせるのもいいですね。

栄養まるごとレシピ

栄養ロスしない

えだまめの蒸し焼き

材料（作りやすい分量）

- えだまめ…… 250g
- 水…………… 100ml
- 塩……………少々

1 フライパンに水を入れて、火にかける。沸騰したらえだまめを入れ、ふたをして5分加熱する。

2 塩をふってできあがり。

Vegetable

鮭や納豆の組み合わせで骨を丈夫に

おかひじき

独特のシャキシャキとした食感が特徴のおかひじきは、海藻のひじきに葉の部分が似ているため「おかに生えるひじき」として名づけられたとか。

生活習慣病を予防するβ-カロテンやビタミンK、高血圧やむくみ対策にも有効なカリウムを多く含みます。カルシウムやマグネシウム、リンや鉄などのミネラルも豊富です。「骨を丈夫にする野菜」です。

全体に緑色が濃く鮮やかで、ハリとつやのあるものを選ぶ。茎が細めで株の小さいほうが、シャキシャキとした食感を楽しめる。

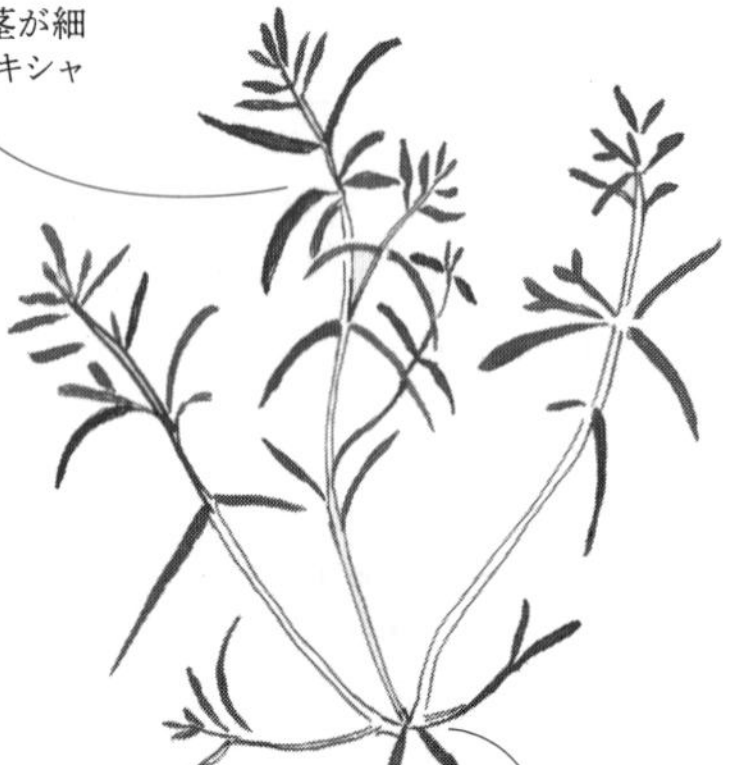

根元が黄色く変色しているものは、収穫から時間が経っているのでNG。

栄養キープの保存法

ぬらしたキッチンペーパーなどで包み、ポリ袋へ入れて冷蔵庫へ。保存期限は3～4日。

栄養data

おかひじき（生）

- エネルギー…… 17kcal
- カリウム……… 680mg
- マグネシウム …51mg
- ビタミンA（β-カロテン）……………………3300μg
- ビタミンK …… 310μg

≪ 栄養を捨てない調理のコツ ≫

効率よくカルシウムをとって骨を丈夫に

おかひじきには、骨づくりに欠かせないミネラル成分が豊富です。さらに健康な骨にするため、カルシウムの吸収を助けるビタミンDと、取り込んだカルシウムを骨に沈着させるビタミンKの豊富な食材を、一緒に食べましょう。ビタミンDなら鮭や鰯、きのこ類など。ビタミンKは小松菜、ほうれん草、納豆などに多く含まれます。

さっと茹でてカリウムの流出を抑える

おかひじきはアクが強いので、下茹でして使ってもいいでしょう。ただし、水溶性のカリウムを守るため、茹で時間は1分ほどにして、その後にさっと水にさらす程度に。おひたしや、からし醤油で和えても。

栄養まるごとレシピ

シャキシャキ感がクセになる

おかひじきの納豆和え

材料（2人分）

- おかひじき …… 1袋
- 納豆……… 1パック
- めんつゆ（3倍濃縮のもの） …… 小さじ2
- 練り辛子 … 小さじ1

1 おかひじきは熱湯でさっと茹でて食べやすく刻む。

2 納豆、おかひじき、めんつゆ、練り辛子をボウルに入れて混ぜ合わせる。

Vegetable

おくら

細かく刻んでネバリの効果をフルに引き出す

おくら特有のネバネバは、体をケアする2つの成分からなります。そのひとつ食物繊維のペクチンは、おなかの調子を整えるほか、糖質やコレステロールの吸収を妨げて生活習慣病の予防も。

もうひとつのムチンは、糖とたんぱく質の複合体で、胃の粘膜を守り、消化吸収を助けます。そのほか、食欲増進効果も期待できます。

栄養キープの保存法

キッチンペーパーとラップに包んで冷蔵庫へ。輪切りにしてから冷凍すると、凍ったまま、すぐに調理できるので便利。保存期限は3～4日。冷凍1か月。

— 栄養 *data* —

おくら(生)

- エネルギー ……………30kcal
- 炭水化物(食物繊維) … 5.0mg
- カリウム ……………260mg
- カルシウム …………… 92mg
- ビタミンA (β-カロテン) ……………………… 670μg

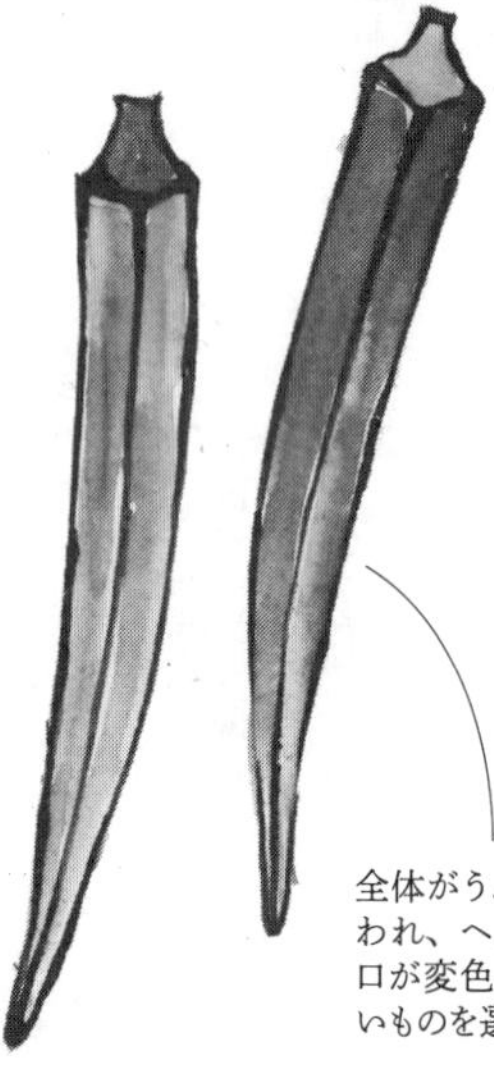
全体がうぶ毛に覆われ、ヘタの切り口が変色していないものを選ぶ。

《 栄養を捨てない調理のコツ 》

細胞を壊して栄養を引き出す

おくらは、細かく刻んで細胞を壊すことで、粘りが強くなり、栄養の吸収率も上がります。

ちなみに、ムチンにはたんぱく質の吸収を高める働きがあるので、肉や魚と組み合わせるとスタミナ効果アップです。

出汁汁に漬けて栄養を引き出す

ペクチンは水溶性食物繊維のため、水につけておくと成分が溶け出し、栄養をムダなくとれます。

私は細かく刻んだおくらを出汁汁に漬けておき、そのまま温かいご飯にかけていただきます。さっぱりしているので、食欲がないときもいけます。

おくらの栄養をまるごととるには、生食がおすすめ。茹でるときは20～30秒で。

栄養まるごとレシピ

刻んで、ご飯や豆腐に、冷しゃぶに

おくらとなすの白出汁漬け

材料（作りやすい分量）

- おくら………… 6本
- なす…………… 1本
- 削り節……… 適量
- 白出汁… 大さじ2.5
- みりん…… 大さじ1

1. おくらは、塩少々（分量外）をふって板ずりし、熱湯で20～30秒茹でてザルにあげ、冷水にとり水気を切る。ガクの部分は取り除き、みじん切りにする。
2. なすはみじん切りにして5分程水にさらし、水気を切る。
3. ボウルにおくら、なす、白出汁、みりん、削り節を入れて混ぜ合わせる。

Vegetable

葉も皮も全部活かせる かぶ

かぶは捨てるところがない野菜です。ビタミンCやカリウムが豊富な白い根の部分はもちろん、廃棄されがちな葉にもβ-カロテンやビタミンC、鉄、カルシウムなどが多く含まれます。じつは根よりも葉のほうが栄養に恵まれているのです。

皮のまわりも栄養の宝庫で、ビタミンCやカリウム、カルシウムなどがたっぷり。皮ごと食べたい食材です。

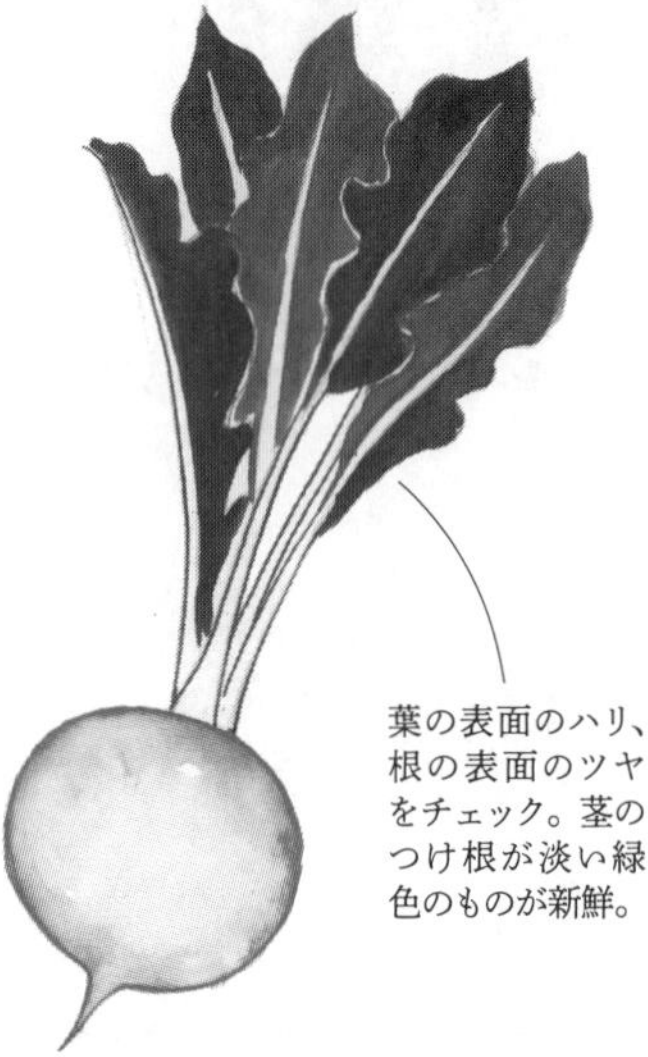
葉の表面のハリ、根の表面のツヤをチェック。茎のつけ根が淡い緑色のものが新鮮。

栄養キープの保存法

葉つきのかぶは、葉から水分が抜けて傷みやすいので、葉と根を切り離してラップ保存。保存期限は冷蔵で、根は1週間、葉は2日。

栄養data

かぶ(生)

・エネルギー	20kcal
・カリウム	330mg
・カルシウム	250mg
・ビタミンA（β-カロテン）	2800μg
・ビタミンC	82mg

《栄養を捨てない調理のコツ》

ミネラル豊富な皮を残す

かぶの皮の付近にはビタミンCやカリウム、カルシウムなどが豊富。小さなかぶは、皮をむかずに調理しましょう。大きなかぶは皮が硬いので、だいこんの皮と同じように皮をむいて細切りにし、漬け物などに。

葉には鉄やカルシウムがいっぱい

かぶの葉にはβ-カロテンやビタミンCのほか、鉄やカルシウムなど健康維持や美容効果に関わる栄養が豊富。葉つきのものを探してでも、活用する価値があります。シンプルに、たらこと炒めてもおいしいです。

栄養の吸収をスムーズにする、消化酵素のアミラーゼもかぶには豊富に含まれます。こちらは熱に弱いため、生のまま食べたいもの。根をすりおろして「ほうれん草とおろし和え」もいいです。

栄養まるごとレシピ

かぶの全部使い

かぶの塩麹蒸し

材料（2人分）

- かぶ………… 中2個
- 塩麹……… 大さじ2
- サラダ油………… 大さじ1/2

1. かぶは、葉は4cm幅、根は皮つきのまま8等分に切る。
2. フライパンにサラダ油を熱し、かぶを1、2分中火で炒める。
3. 塩麹と葉を加えてさっと炒め、ふたをして5分蒸し焼きにした後、混ぜ合わせる。

Vegetable

コレステロールを下げる
タネとワタ

かぼちゃ

一見地味なかぼちゃですが、その栄養価は野菜の中でもトップクラスです。とくにβ-カロテンやビタミンEなど、抗酸化作用の高い栄養素が豊富。生活習慣病やがんの予防に効果が期待できます。

かぼちゃの中心部にあるタネとワタの部分には、リノール酸やオレイン酸が多く含まれます。どちらも免疫力アップやコレステロール値を下げる働きがあります。

皮にツヤがあって硬く、しっかり重みがあるものを選ぶ。カットされている場合は、タネが詰まっていて、果肉の色が鮮やかなものを。

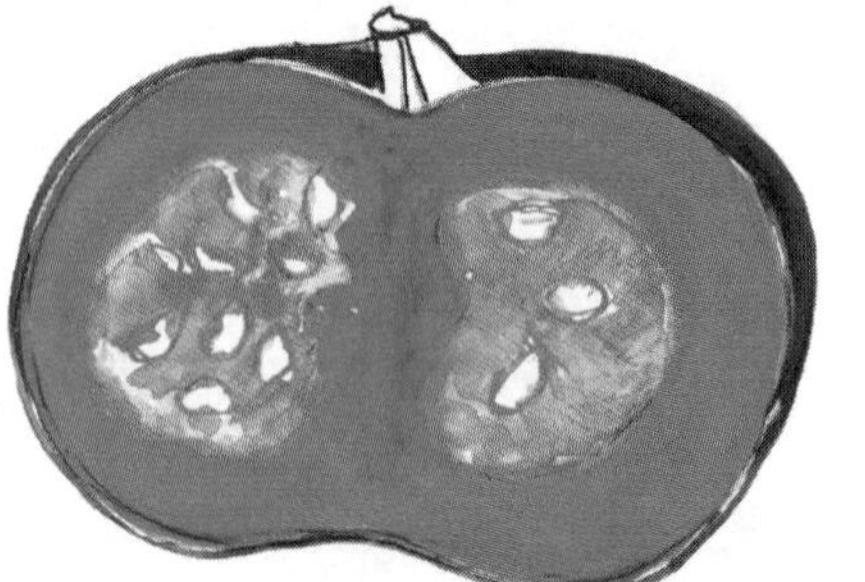

栄養キープの保存法

かぼちゃはタネとワタから腐るので、保存するときは取り除いて別に活用。実の部分はキッチンペーパーとラップに包んで冷蔵庫へ。保存期限は1週間。

栄養data

かぼちゃ（西洋かぼちゃ）（生）

・エネルギー	91kcal
・カリウム	450mg
・ビタミンA（β-カロテン）	3900μg
・ビタミンE（α-トコフェロール）	4.9μg

≪栄養を捨てない調理のコツ≫

タネは乾煎り、ワタはスープに

かぼちゃのタネは、オレイン酸やリノール酸といった不飽和脂肪酸の宝庫。捨ててしまってはもったいないです。タネはフライパンで乾煎りすると殻がむけ、食べやすくなります。

ワタは食感がボソボソしていますが、スープに入れると口当たりが柔らかくなります。ミルクを使ったスープだと苦みもマイルドに。

油を使って栄養ロスしない

かぼちゃに豊富なβ-カロテン、ビタミンEともに脂溶性なので、油を使った調理で吸収がよくなります。

煮ものや炒めもの、揚げものなどバラエティに富んだレシピが楽しめます。

栄養まるごとレシピ

味噌とマヨネーズでシンプルに

かぼちゃの味噌マヨサラダ

材料（3～4人分）

- かぼちゃ … 1/4個（250g程度）
- マヨネーズ　大さじ2
- 味噌……… 小さじ1
- 黒いりごま … 適量

1 かぼちゃはスプーンでタネとワタをとり、適当な大きさに切って耐熱皿にのせ、ラップをして電子レンジ（600w）で5分加熱する。

2 ボウルにマヨネーズと味噌を入れて混ぜる。かぼちゃを加え、フォークでつぶしながら混ぜる。

3 仕上げに黒いりごまを散らす。

Vegetable

カサを減らすひと工夫で生食を

キャベツ

炒めものや煮もの、スープやサラダにと、キャベツは食卓で大活躍の食材です。

キャベジンとも呼ばれるビタミンUを多く含み、胃酸の過剰な分泌を抑えたり、胃の粘膜を守ってくれます。免疫力を高めるビタミンCも豊富ですが、どちらのビタミンも熱に弱いため、生食で栄養ロスを最小限にしましょう。カサを減らす工夫をすれば、生でも食べやすくなります。

栄養キープの保存法

キャベツは芯から腐りやすいので、保存するときは芯をくり抜き、ぬらしたキッチンペーパーを詰め、ポリ袋に入れるかラップに包む。保存期限は1週間。

栄養data

キャベツ(生)

- エネルギー ……… 23kcal
- カリウム ………… 200mg
- ビタミンA（β-カロテン）……………………… 49μg
- ビタミンK ………… 78μg
- ビタミンC ……… 41mg

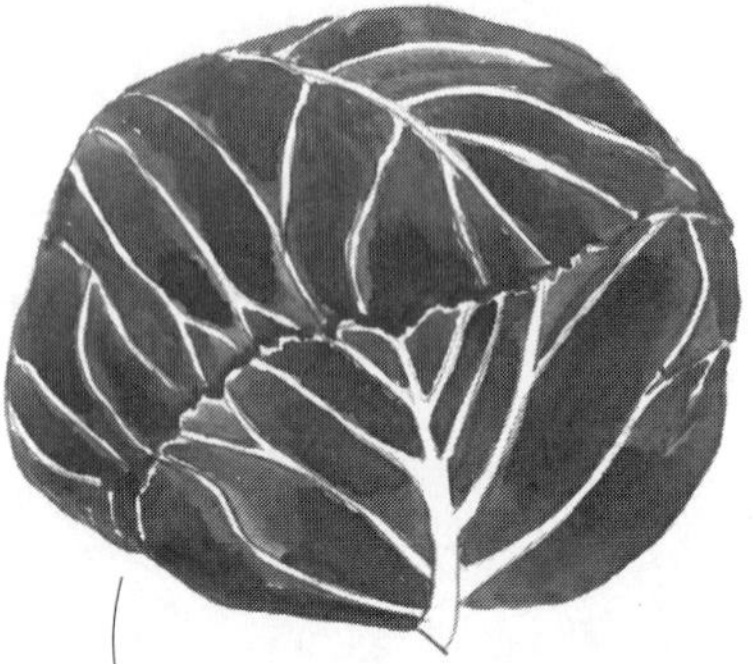

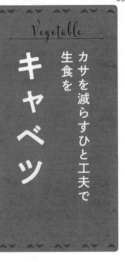

ずっしりと重みがあり、みずみずしい外葉がついたものを選ぶ。緑が濃いものを。カットされたキャベツの場合でもビタミンCが約85%残っている。

《 栄養を捨てない調理のコツ 》

加熱は最小限で栄養ロスを小さく

ビタミンU、ビタミンCは水溶性なので、水分が出ると一緒に流れ出てしまいます。たとえば栄養キープには生食がおすすめ。コールスローにすると、かさが減る分、食物繊維をたっぷりとることができます。

炒めるときは強火で一気に。栄養のロスを少なくでき、しかもキャベツから水分が出てこないのでおいしく仕上がります。茹でるときも30秒くらいの短時間で。

ミネラル豊富な芯も薄切りにして活用

硬いキャベツの芯は、カルシムやカリウム、マグネシウムといったミネラル分が豊富です。その量は葉の部分の倍とも。細かく切ったり、薄切りにして炒めものなどに使いましょう。薄切りは玉ねぎのような見た目で、シャキッとした食感が楽しめます。

栄養まるごとレシピ

マヨネーズを使わないさっぱりコールスロー

キャベツのコールスロー

材料（作りやすい分量）

- キャベツ …… 1/2個
- 玉ねぎ ……… 1/4個
- にんじん …… 1/4個
- Ⓐ
  - 塩……… 小さじ2/3
  - 砂糖……… 小さじ1
  - サラダ油 … 大さじ2
  - 酢………… 大さじ3
  - こしょう ………少々

1 キャベツは細切りにする。玉ねぎは皮をむき薄切りに、にんじんは千切りにする。

2 ボウルにⒶを入れてよく混ぜ合わせ、1を加えて混ぜる。

Vegetable

高血圧予防や むくみを解消する きゅうり

サラダに漬け物、炒めものなどに大活躍するきゅうりですが、そのほとんどが水分で、他の野菜に比べると栄養価が高いとはいえません。

しかし、体内の塩分の排出を促すカリウムが豊富なので、高血圧の予防や改善のほか、塩分のとり過ぎによるむくみの解消なども期待できます。カリウムは、ズッキーニや、スイカなどにも豊富なミネラルです。

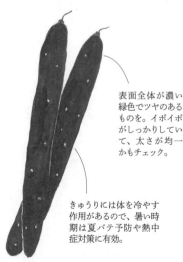

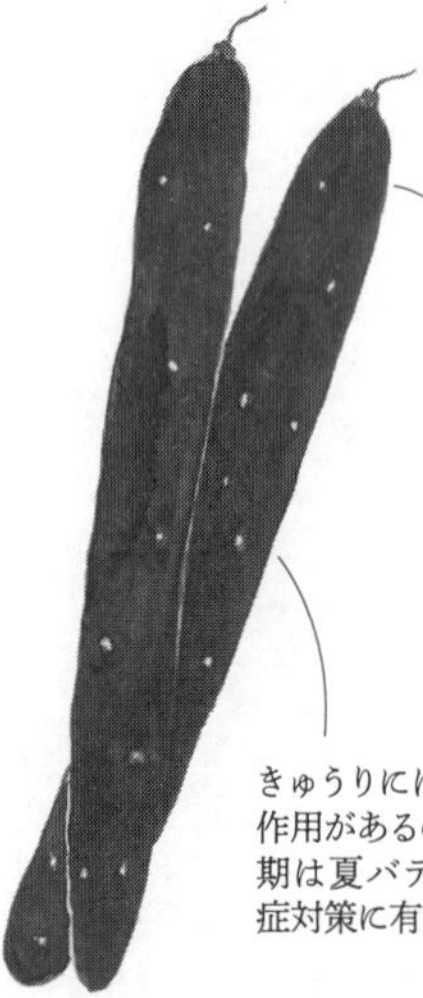
表面全体が濃い緑色でツヤのあるものを。イボイボがしっかりしていて、太さが均一かもチェック。
きゅうりには体を冷やす作用があるので、暑い時期は夏バテ予防や熱中症対策に有効。

栄養キープの保存法

キッチンペーパーなどに包んで水分をカット。さらにラップで乾燥を防いで冷蔵庫へ。保存期限は1週間。

栄養 *data*

きゅうり(生)

・エネルギー	14kcal
・水分	95.4g
・カリウム	200mg
・ビタミンA（β-カロテン）	330μg
・ビタミンC	14mg

《 栄養を捨てない調理のコツ 》

少なめの栄養はぬか漬けで補う

95%以上が水分のきゅうり。カリウムのほかにも、ビタミンCや食物繊維が含まれています。

ぬか漬けにすれば、こうした貴重な栄養を活かしつつ、ぬかに豊富なビタミンB_1が補給されるので栄養価のアップにつながります。

中毒のもとになるヘタはとる

きゅうりの両端のヘタは、ウリ科植物特有のククルビタシンという成分のために苦みがあります。

ククルビタシンは、通常は多く含まれないようですが、食べ過ぎると中毒を起こすこともあるので、強い苦味を感じたときは、食べないようにしたほうがよいでしょう。

栄養まるごとレシピ

たたいてしみ込ませて

きゅうりのラー油和え

材料（作りやすい分量）

- きゅうり ……… 1本
- 塩昆布………… 10g
- ごま………… 適量
- ラー油……… 適量

1 きゅうりはめん棒でたたいてから、ひと口大に切る。

2 ボウルにきゅうり、塩昆布、ごま、ラー油を加えて和える。

Vegetable

油に溶かして、疲労回復

空心菜（ようさい）

中華料理やタイ料理でおなじみの空心菜は、β-カロテンの含有量が野菜の中でもトップクラス。同じく豊富なビタミンEとともに、抗酸化作用による生活習慣病の予防などが期待できます。どちらも脂溶性なので、油を使った炒めものなどで吸収を高めましょう。ミネラルでは鉄分が多く含まれるので、ビタミンCの豊かな食材と合わせれば、疲労回復の効果があります。

栄養キープの保存法

ぬらしたキッチンペーパーなどで包み、ポリ袋へ入れて冷蔵庫へ。保存期限は4～5日。

—— 栄養 *data* ——

空心菜（生）

- エネルギー…… 17kcal
- カリウム ……… 380mg
- マグネシウム …28mg
- ビタミンA（β-カロテン）…………………… 4300μg
- ビタミンE（α-トコフェロール）…………… 2.5mg

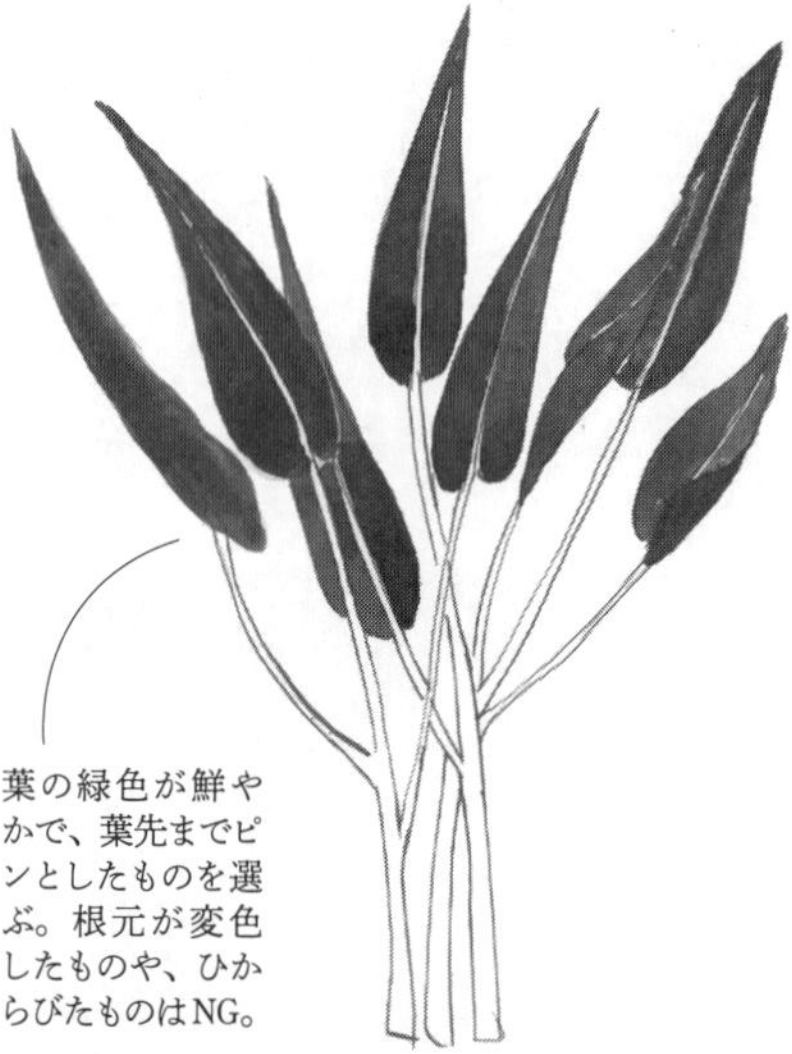

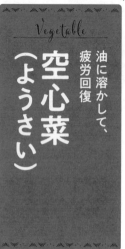

葉の緑色が鮮やかで、葉先までピンとしたものを選ぶ。根元が変色したものや、ひからびたものはNG。

《 栄養を捨てない調理のコツ 》

脂溶性の栄養は油に溶かす

空心菜に多いβ-カロテンとビタミンEは、油に溶ける性質をもつ脂溶性の栄養素。炒めものなど油を使って調理すれば、栄養素の吸収がよくなります。

強火で一気に炒めてシャキシャキ感を残しましょう。

ビタミンCで鉄を取り入れやすく

ビタミンCには鉄の吸収を高める作用があります。空心菜に多く含まれる鉄を効率よく取り入れるなら、ビタミンCの豊富な食材と組み合わせましょう。

ブロッコリーやパプリカとの食べ合わせや、キウイフルーツやいちごをデザートにすれば、疲労回復や貧血の予防・改善などの効果が期待できます。

栄養まるごとレシピ

サッと炒めてシャキッとした食感を残して

空心菜と豚肉のオイスター炒め

材料（2人分）

- 空心菜……………… 1束
- 豚バラ肉………… 160g
- パプリカ…………… 1個
- 片栗粉………… 大さじ1
- Ⓐ
  オイスターソース、酒、醤油、砂糖………… 各大さじ1
  おろしにんにく… 小さじ1
- サラダ油…………… 適量

1. 空心菜は5cm幅、パプリカはヘタをとり繊維に沿って細切りにする。Ⓐを器に入れて混ぜ合わせる。
2. 豚バラ肉は片栗粉をまぶし、サラダ油をひいたフライパンで炒める。
3. 肉に火が通ったら空心菜とパプリカも加えて炒める。
4. Ⓐの合わせ調味料を加えて、炒め混ぜる。

Vegetable

油っぽい炒めものを
さっぱりさせる

クレソン

クレソンはβ-カロテンやビタミンCなど、有害な活性酸素の活動を抑える抗酸化作用の強い栄養素を多く含みます。さらに、鉄やカルシウムのほか、殺菌や食欲増進作用があるといわれる、辛み成分のアリルイソチオシアネートも豊富。

肉料理のつけ合わせというイメージがありますが、炒めものに加えてもいいです。

栄養キープの保存法

ぬれたキッチンペーパーで全体を包み、ポリ袋へ入れて冷蔵庫へ。保存期限は4～5日。葉をぬらさないようにして、水にさしておいても長持ちする。

栄養data

クレソン(生)

- エネルギー…… 15kcal
- カリウム ……… 330mg
- マグネシウム …51mg
- ビタミンA(β-カロテン)………………2700μg
- 葉酸 …………… 150μg
- ビタミンC ………26mg

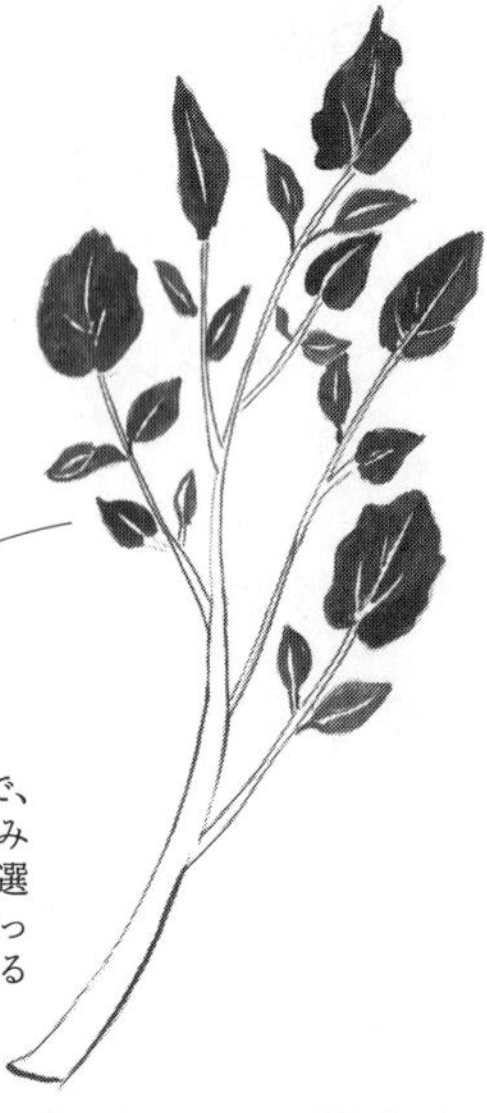

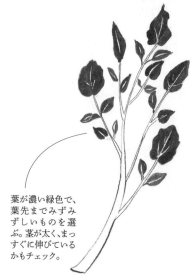

葉が濃い緑色で、葉先までみずみずしいものを選ぶ。茎が太く、まっすぐに伸びているかもチェック。

≪ 栄養を捨てない調理のコツ ≫

ビタミンCのロスを抑え鉄の吸収率をアップ

ビタミンCには、鉄が体内に吸収されるのを助ける特性があります。クレソンにはもともとこの2つの栄養素が含まれているので、鉄を効率よく取り入れられる食材です。生のまま料理に加えるなど、熱に弱いビタミンCの損失を抑えましょう。

辛み成分を目覚めさせる

辛み成分のアリルイソチオシアネートは、空気に触れると活性化します。断面が多くなるように細かく切ります。

クレソンに独特の辛みと風味は、脂身の多い食材にぴったり。肉を使った炒めものの最後にクレソンを入れてサッとひと炒め。脂溶性β-カロテンも、油の効用で吸収が高まります。

栄養まるごとレシピ

クレソンの香りが立つ

クレソンと牛肉のシンプル炒め

材料（2人分）

- ▶ 牛肉切り落とし ………………… 200g
- ▶ クレソン ………… 1束(60g)
- ▶ 塩、こしょう …少々
- ▶ レモン汁 …… 適量
- ▶ サラダ油 …… 適量

1 クレソンは洗って4cmの幅に切る。

2 フライパンにサラダ油を熱して牛肉を炒める。

3 肉に火が通ったら、塩、こしょうをふり、クレソンを加えてさっと炒める。仕上げにレモン汁をふる。

Vegetable

ビタミンCは果皮より
ワタに

ゴーヤ

ゴーヤ独特の苦みはモモルデシンという成分によるもの。食欲増進や疲労回復効果に加え、インスリンの分泌促進や血圧の上昇を抑える働きなどがあります。

ワタの部分には果皮の1・7倍ものビタミンCが含まれています。見た目から捨てられがちですが、調理法ひとつでおいしく食べられます。同じくタネにも、体脂肪を減らす共役《きょうやく》リノレン酸が含まれています。

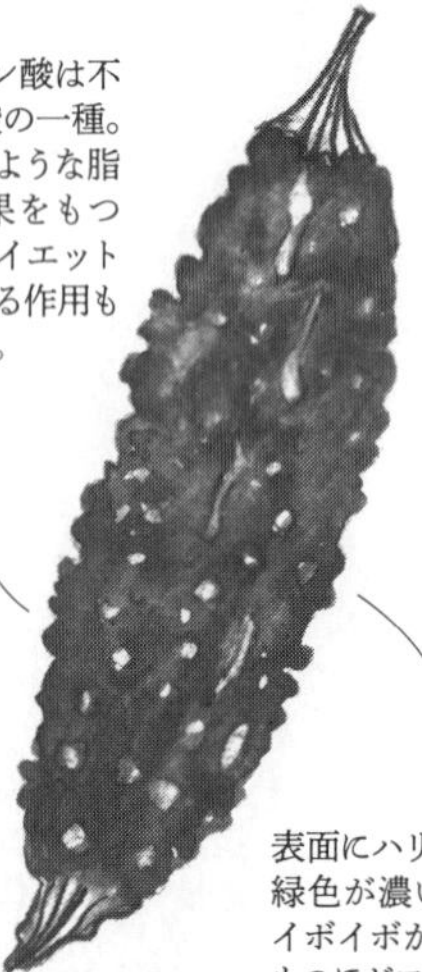
共役リノレン酸は不飽和脂肪酸の一種。運動と同じような脂肪燃焼効果をもつとされ、ダイエットを後押しする作用も期待できる。
表面にハリとツヤがあり、緑色が濃いものを選ぶ。イボイボがぎっしり密なものほどフレッシュ。

栄養キープの保存法

傷みの早いタネとワタをとる。縦半分に切ったら、タネとワタをスプーンなどで取り除き、キッチンペーパーをかぶせてラップで包んだら冷蔵庫へ。保存期限は1週間。

栄養data

ゴーヤ(にがうり)(生)

- エネルギー ……… 17kcal
- 水分 ……………… 94.4g
- カリウム ………… 260mg
- ビタミンA(β-カロテン) ……………… 160μg
- ビタミンC ……… 76mg

栄養を捨てない調理のコツ

素揚げや天ぷらで ワタを食べやすく

強い苦みや食べにくいイメージのあるワタは、調理のときに取り除く方も多いようです。ですが、ワタにはビタミンCが豊富に含まれています。

食感が気になる方はゴーヤを輪切りにし、ワタつきのまま素揚げや天ぷらにしてはいかがですか。サクッと食べやすくなります。調理法を選んで、栄養ロスを少なくしましょう。

水に長い時間つけない

苦みをとるためにゴーヤを長時間水につけておくと、水溶性のビタミンなどの栄養素が流れ出てしまいます。軽くさらす程度がいいでしょう。ちなみに、ワタよりも果皮に苦みの成分を多く含んでいます。

栄養まるごとレシピ

サクッと香ばしい

ゴーヤのワタのピカタ

材料（作りやすい分量）

- ゴーヤのワタ……………… 1本分
- 溶き卵……… 1個分
- 粉チーズ… 大さじ1
- 塩、こしょう …少々
- オリーブオイル……………… 適量

1 溶き卵に粉チーズを混ぜ、食べやすい大きさに切ったゴーヤのワタを入れてからめる。

2 オリーブオイルを熱し、フライパンに1を並べて両面焼く。

Vegetable

油と合わせると整腸作用が強力

ごぼう

ごぼうは食物繊維の宝庫。水溶性、不溶性どちらも多く含むのが特徴です。食物繊維には腸内環境を整える働きや、コレステロールを下げる作用があります。

さらに、タンニンなどのポリフェノールも豊富なので、抗酸化作用によるアンチエイジングや生活習慣病予防も期待できます。ポリフェノールは、皮の付近に多く含まれています。

洗いごぼうは、表面がなめらかで、キメの細かいものを。栄養も味も泥つきに比べると劣るので、早めに使い切るようにする。

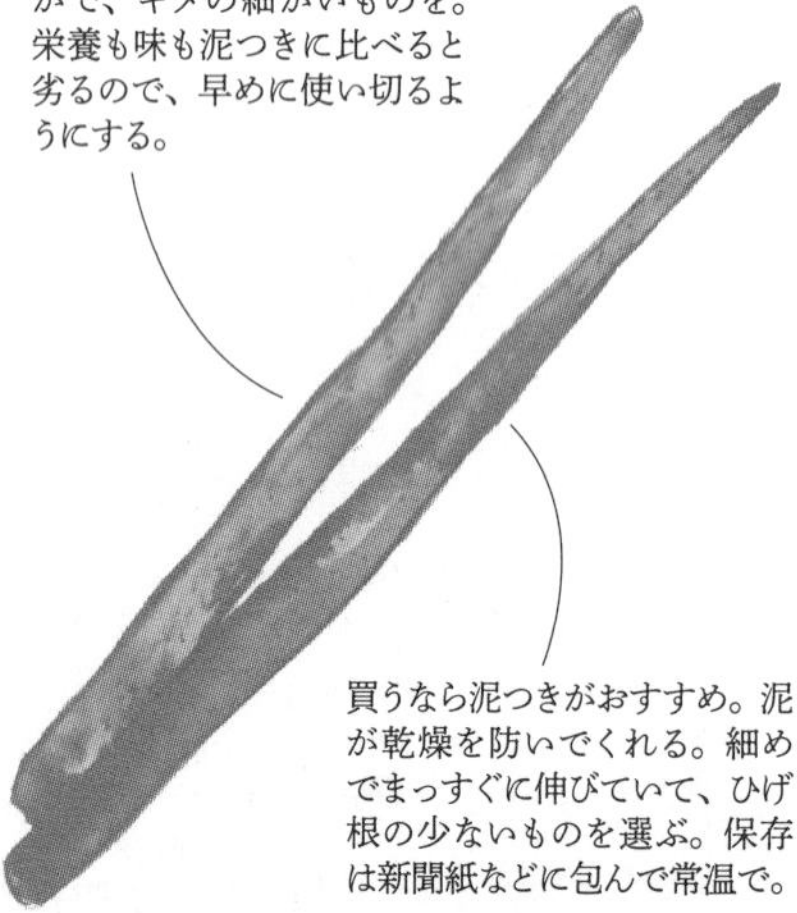

買うなら泥つきがおすすめ。泥が乾燥を防いでくれる。細めでまっすぐに伸びていて、ひげ根の少ないものを選ぶ。保存は新聞紙などに包んで常温で。

栄養キープの保存法

冷凍保存は生のままでも、茹でてからでも栄養価が変わらない。調理に使う形にカットしておいてもOK。保存期限は1か月。

栄養data

ごぼう(生)

- エネルギー…… 65kcal
- 炭水化物(植物繊維)…… 5.7mg
- カリウム…… 320mg
- リン…… 62μg

≪ 栄養を捨てない調理のコツ ≫

「食物繊維＋油」でおなかすっきり

食物繊維は腸の働きを活発にする働きがあり、とくに水溶性の食物繊維は、便秘の予防効果も期待できます。

油と一緒にとることでその作用が高まるので、きんぴらや炒めものなど、油を使った料理に活用します。

皮を残してポリフェノールを活かす

ごぼうは皮の付近にポリフェノールが多く含まれます。洗うときはタワシで軽くこするくらいにして、まわりの泥や汚れを落とす程度で。皮がむけてしまうと、栄養と同時に独特の風味も落ちます。

ごぼうを切るときは「断面を少なく、小さく」することで、栄養の流出を抑えられます。薄切りやササガキよりも、ブツ切りのほうが◎。

栄養まるごとレシピ

ごぼうが止まらなくなる

ぽりぽりごぼう

材料（作りやすい分量）

- ごぼう ………… 1本
- Ⓐ
  - 醤油……… 大さじ2
  - 砂糖……… 大さじ2
  - 酢………… 大さじ2
  - 鷹の爪（輪切り） …
  - …………… 小さじ1

1. ごぼうはたわしで洗い、5cmの長さに切り、縦に4つ割にして酢水（分量外）にひたす。
2. 湯を沸かし、ごぼうの水気を切って入れ、4～5分茹でてザルにあげる。
3. ポリ袋にⒶと1を入れてもみ混ぜ、空気を抜いて口をしばる。一晩おいてからが食べごろ。

Vegetable

食材の組み合わせで栄養が倍増

小松菜

栄養豊富な青菜といえばほうれん草をイメージしますが、じつは小松菜のほうがビタミンCを多く含み、カルシウムは4倍の含有量です。この豊富なカルシウムを活かすなら、ビタミンDを含む食材と組み合わせます。

鉄も豊富です。肉類などに含まれる鉄分よりも吸収率が低めなので、ビタミンCを含む食材と合わせて吸収率を上げます。

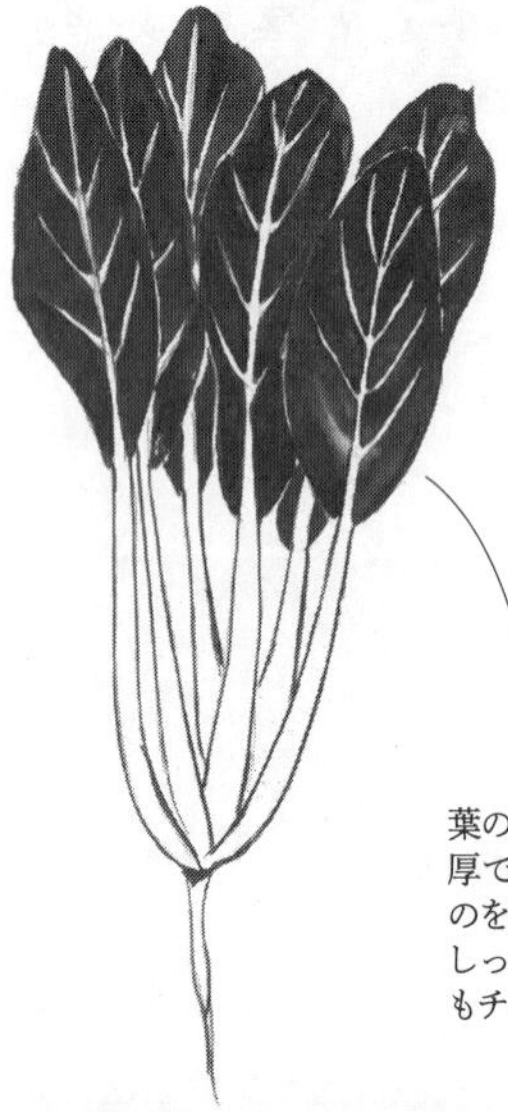

葉の緑色が濃く、肉厚でピンと張ったものを選ぶ。茎が太く、しっかりしているかもチェック。

栄養キープの保存法

キッチンペーパーなどに包み、ポリ袋に入れて冷蔵庫へ。保存期限は1週間。冷凍保存は生のまま。保存期限は1か月。

栄養data

小松菜（生）

- エネルギー…… 14kcal
- カリウム ……… 500mg
- カルシウム…… 170mg
- ビタミンA（β-カロテン）………………… 3100μg
- ビタミンC ………39mg

≪ 栄養を捨てない調理のコツ ≫

ビタミンDでカルシウムを高吸収

ビタミンDにはカルシウムの吸収率を上げる働きがあります。小松菜の恵まれたカルシウムを効率よくとり入れるなら、卵やきくらげ、しいたけのほか、魚なら鮪や鯖、鮭といったビタミンDを多く含む食材と組み合わせましょう。

ビタミンCと合わせ鉄を効率よく摂取

小松菜やほうれん草に含まれる鉄分（非ヘム鉄）は、肉類に含まれる鉄分（ヘム鉄）に比べて吸収率が低め。

効率よくとり入れるには、鉄分の吸収率を高めてくれるビタミンCと組み合わせます。たとえば、じゃがいもとの組み合わせならば、シンプルにシチューなどもいいでしょう。

栄養まるごとレシピ

汁ものにそのまま、自然解凍して
水気を絞っておひたしや和えものに

冷凍小松菜

材料（作りやすい分量）

▶ 小松菜 ……………… 1束

1 根元は十字に切り込みを入れて洗い、どろを落とす。

2 食べやすい長さに切り、ジッパーつき袋に入れる。

3 冷凍庫で1か月保存可（ラップで小分けしておくと使いやすい）。

Vegetable

しそ

千切りやみじん切りで香味と栄養を堪能

しそはβ-カロテンやカルシウム、ビタミンB群などを豊富に含み、高い栄養価をもっています。なかでも特徴的なのが、香り成分のペリルアルデヒドです。抗菌や防腐作用があることから、食中毒の予防として刺身のツマに使われます。

胃液の分泌を促す働きもあり、食欲不振や食欲増進にも役立ちます。刻むなど、細かくするほど効能が高まる特性があります。

葉の緑色が鮮やかでみずみずしく、葉先までピンとしているものを選ぶ。

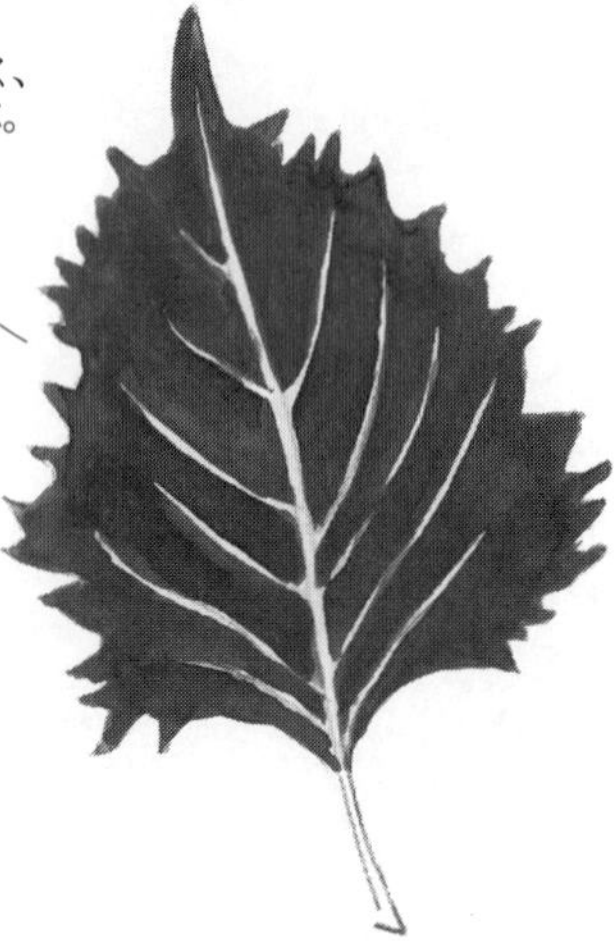

栄養キープの保存法

コップなどに少量の水をはり、茎の部分をさしてラップする。保存期限は冷蔵で2週間。

栄養data

しそ（葉）（生）

- エネルギー …… 37kcal
- カルシウム …… 230mg
- ビタミンA（β-カロテン） …………………… 11000µg
- ビタミンK …… 690µg
- 葉酸 …………… 110µg

≪栄養を捨てない調理のコツ≫

細かくするほど栄養効果が高まる

ペリルアルデヒドは揮発性です。加熱すると蒸発して、栄養成分も失われていきます。その特性を活かすなら、生でいただくのがいちばんです。

しそに含まれる香り成分のペリルアルデヒドは、細胞を壊すことで香りも楽しめ、効能も引き出されます。千切りにしてご飯に混ぜたり、みじん切りでパスタにトッピングするなど、少しでも量がとれるように工夫してください。

天ぷらでβ-カロテンの吸収を高める

しそに多く含まれるβ-カロテンは、脂溶性の色素成分。抗酸化作用による生活習慣病の予防効果や、免疫力を上げる働きがあります。油に溶け出す特性を活かし、天ぷらや揚げものなどで吸収率を高めます。

栄養まるごとレシピ

漬けるだけ。薬味に、海苔のかわりに

大葉のごま醤油漬け

材料（作りやすい分量）

- 大葉………… 15枚
- ごま油…… 大さじ2
- 醤油……… 大さじ2
- 白ごま…… 大さじ1

1 ごま油、醤油、ごまを混ぜ合わせる。

2 大葉→1のたれの順に重ねていく。

Vegetable

春菊

短時間で茹でてビタミンCをキープ

春菊はβ-カロテンやビタミンCのほか、カルシウムや鉄などのミネラルを豊富に含む、栄養価の高い緑黄色野菜です。

独特の香りに含まれる成分のひとつαペネンは、針葉樹にも含まれる物質で「森の香り」ともいわれ、森林浴と同じリラックス効果をもつとされます。さらに、胃もたれ解消や食欲増進作用もあり、食欲不振の解消などに役立ちます。

栄養キープの保存法

冷蔵保存するときは、さっと水に浸すとみずみずしさが残る。よく水気を切ってポリ袋などに入れ、収穫前のように立てて保存。1週間。冷凍保存は、短時間で茹でて水気を絞り、食べやすい長さに切ってラッピング。さらに密封容器に入れて冷凍庫へ。1か月。茹でるときは根と茎の部分から。根も捨てずに使う。

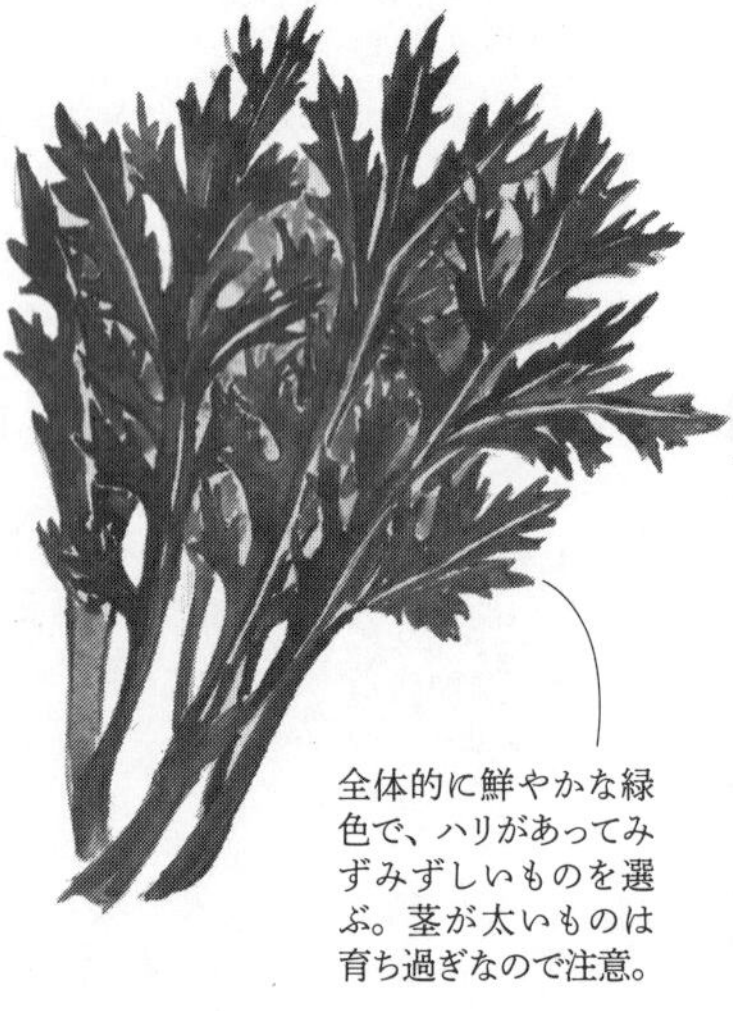

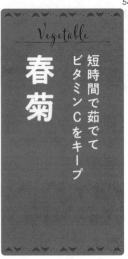

全体的に鮮やかな緑色で、ハリがあってみずみずしいものを選ぶ。茎が太いものは育ち過ぎなので注意。

栄養data

春菊(生)

・エネルギー	22kcal
・カリウム	460mg
・カルシウム	120mg
・鉄	1.7mg
・ビタミンA（β-カロテン）	4500μg
・ビタミンC	19mg

《栄養を捨てない調理のコツ》

さっと茹でて栄養と香り、食感を残す

豊かな栄養価をいただくなら生食が理想の春菊ですが、茹でるときは15秒ほどにしてビタミンCの流出を抑え、香りと食感もキープしましょう。

高たんぱく食材で鉄の吸収を助ける

春菊に多く含まれるミネラルの鉄分は、たんぱく質豊富な肉や魚のほか、ビタミンCを含む食材と合わせることで吸収がよくなります。鉄による貧血予防や、ＤＨＡの血液さらさら効果も期待できます。「魅惑の春菊」は、1束茹でた春菊にめんつゆ小さじ2、粉チーズ大さじ1を混ぜたら完成。春菊とチーズはお互いにカルシウム豊富でW効果となります。

栄養まるごとレシピ

春菊の香りが引き立つ

春菊の鯖味噌和え

材料（作りやすい分量）

- 春菊…………… 1袋
- にんじん ……4cm分
- さば味噌煮缶 … 1缶
- すりごま … 大さじ1

1. 春菊は4cm幅に切る。にんじんは千切りにする。
2. 鍋に湯を沸かし、春菊とにんじんを30秒茹でる。ザルにあげて流水で冷ましたら水気を絞る。
3. ボウルに2を入れ、すりごまと鯖の味噌煮缶を汁ごと加え、鯖をほぐしながら混ぜてできあがり。

Vegetable

皮のそばの辛み成分で
血行促進＆体ポカポカ

しょうが

しょうがには、ジンゲロールやショウガオールといった辛み成分が含まれています。いずれもファイトケミカルの一種で、生のしょうがに含まれるジンゲロールが加熱や乾燥によってショウガオールに変化します。

どちらも血行をよくする作用があるので、しょうがを食べると体があたたまります。ショウガオールは皮の付近に多く、効能を活かすには皮ごと調理がおすすめ。

栄養キープの保存法

夏場は紙に包んで冷蔵庫へ。そのほかの時期は、紙に包んで常温で保存。2週間。冷凍保存する場合は、フードプロセッサでみじん切りにするとラク。1回に使う分だけを小分けにして、ラップに包んでおけば便利。1か月。

旬の夏に出回る葉つきのしょうが（谷中しょうが）は、葉がいきいきしていて、みずみずしいものが新鮮。

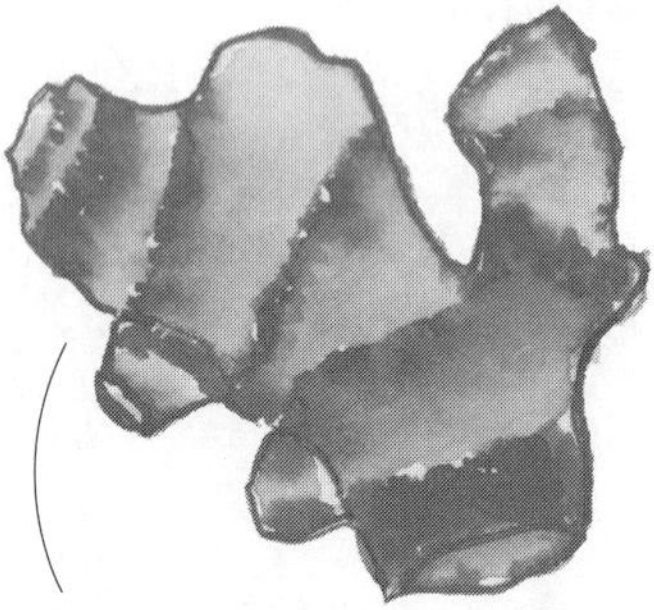

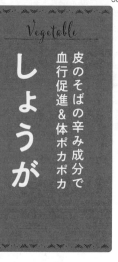

選ぶときは皮に傷がなく、ふっくらとして、ツヤのあるものを。

栄養data

しょうが（生）
- エネルギー ……… 30kcal
- カリウム ………… 270mg
- マンガン …………5.01mg
- ビタミンC ………… 2mg

《 栄養を捨てない調理のコツ 》

血行をよくするショウガオール

しょうがの辛み成分ショウガオールには、血管を広げて血行をよくする働きがあります。ショウガオールは皮の付近に多いので、栄養価や辛み、香りを活かしたいなら、皮のまま使うのが理想的です。食感や味もさほど変わりません。

細かく刻んで薬効アップ

しょうがは細かくすることで薬効が高まり、香りも立ちます。
おろして薬味に、千切りは揚げ物やスープに。スライスしたしょうがをはちみつ漬けにすると、共通の殺菌作用がW効果になります。のどにやさしく、風邪予防にもうってつけです。

栄養まるごとレシピ

お湯や炭酸水で割ったり、そのままでも

はちみつしょうが

材料（作りやすい分量）

- しょうが …… 100g
- はちみつ … 約160g（しょうがががかぶる程度）

1. しょうがはよく洗い、皮つきのまま薄くスライスする。
2. 煮沸消毒した瓶に1を詰め、はちみつをしょうががつかるまで入れる。
3. 冷蔵庫で保存し、2～3日置く。

※保存　冷蔵庫で1～2か月

Vegetable

皮ごと切って油を吸収

ズッキーニ

きゅうりのような見た目ですが、かぼちゃの仲間です。余分な塩分を排出するカリウムが豊富なほか、β-カロテンやビタミンEなどを含んでいます。

ズッキーニを使ったレシピといえば、フランス南部の郷土料理、ラタトゥイユが有名です。油を使うとβ-カロテンなどの吸収率が上がるので、炒めて煮込むラタトゥイユは栄養面でもすぐれています。

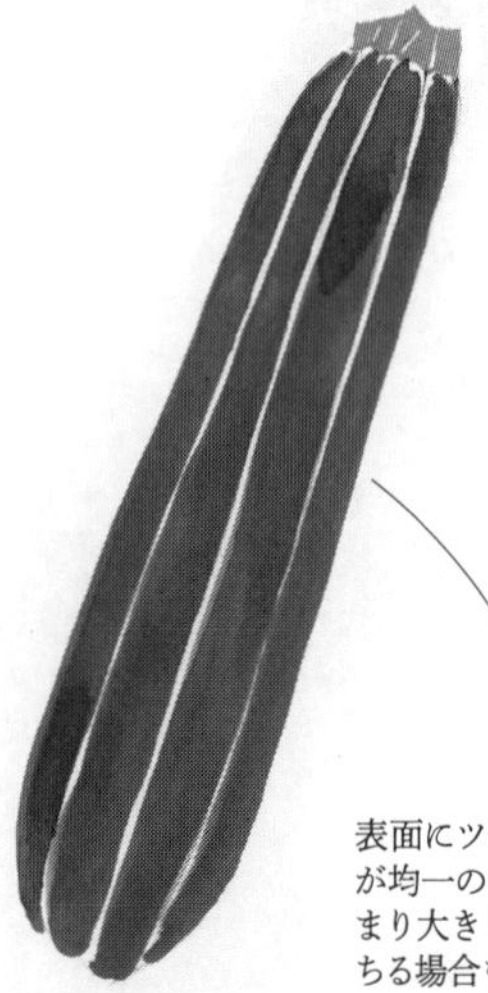

表面にツヤがあり、太さが均一のものを選ぶ。あまり大きくなると味が落ちる場合も。

栄養キープの保存法

乾燥させると鮮度が落ちるので、キッチンペーパーに包んでからポリ袋に入れて冷蔵庫へ。4～5日。冷凍する場合は輪切りなどにして、重ならないよう容器に並べて保存。保存期限は1か月。

栄養data

ズッキーニ(生)

- エネルギー ……… 14kcal
- 水分 ………………94.9mg
- カリウム ………… 320mg
- ビタミンA (β-カロテン) ……………………… 310μg
- ビタミンC ……… 20mg

《 栄養を捨てない調理のコツ 》

油を使って栄養を吸収

ズッキーニに多く含まれるβ-カロテン、ビタミンEともに脂溶性なので、油と合わせた調理で栄養の吸収がよくなります。炒めものにすると、なすのような食味になります。薄く切れば、フレッシュでも食べられるので、サラダにして油を使ったドレッシングと合わせてもいいですね。

栄養いっぱいの皮もそのまま調理

ズッキーニは皮の部分に栄養が多いので、皮をむかずにいただきます。

皮ごと輪切りにしたズッキーニと豚肉を炒め、そこへインスタントラーメンを入れて煮込む「ズッキーニと豚肉の塩レモンラーメン」。手軽に作れるうえ、ズッキーニやレモンからビタミンCがしっかりとれます。

栄養まるごとレシピ

バターとポン酢の相性抜群

ズッキーニのバターポン酢

材料（作りやすい分量）

- ズッキーニ …… 2本
- ポン酢…… 大さじ2
- 砂糖…… 大さじ1/2
- バター ………… 10g

1. ズッキーニは1cmの輪切りにする。
2. フライパンにバターを溶かし、ズッキーニを並べて両面に焼き色がつくまで、中火で焼く。
3. 砂糖とポン酢を加えて煮詰めながら、からめてできあがり。

Vegetable

セロリ

茎も葉も刻んでマリネに

セロリにはカリウムのほか、胃酸の分泌を抑えたり、胃腸粘膜を修復したりするビタミンUなどが含まれます。あの特徴的な香りはアピオイルという精油成分や、アピインというポリフェノールの一種。アピインにはイライラを抑え、気持ちを安定させる効果があります。

捨てられることも多い葉の部分に、茎よりも豊富な栄養が含まれています。

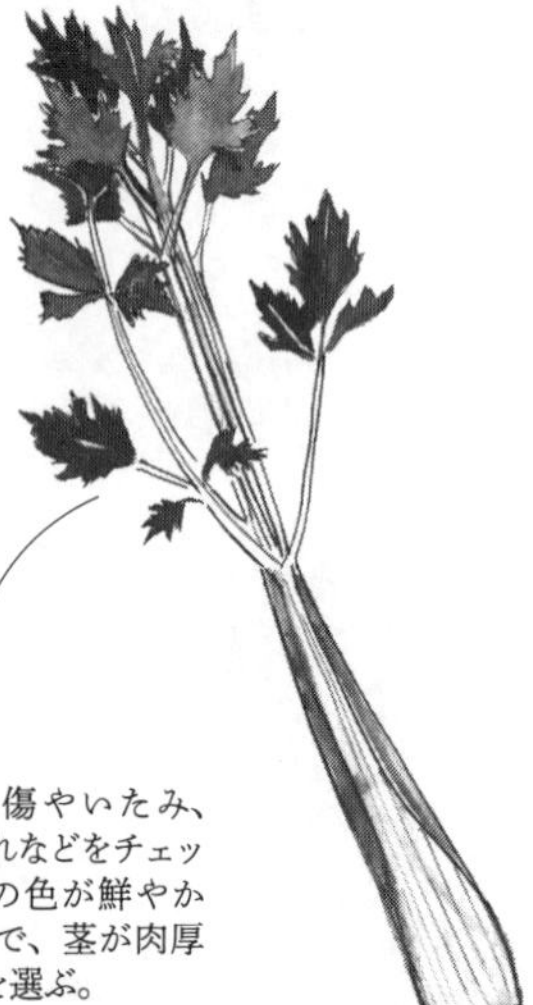

表面の傷やいたみ、ひび割れなどをチェック。葉の色が鮮やかな緑色で、茎が肉厚のものを選ぶ。

栄養キープの保存法

葉と茎を切り分けてポリ袋に入れ、立てた状態で冷蔵庫へ。保存期限は1週間。

栄養data

セロリ（生）

- エネルギー …… 15kcal
- カリウム ……… 410mg
- 葉酸 ……………… 29μg

栄養を捨てない調理のコツ

栄養豊かな葉は刻んで食べやすく

食感の硬いセロリの葉は、食用に不向きと思われがち。茎だけ使って、捨ててしまう方もいるようです。ところが茎よりもむしろ葉のほうに栄養が多いので、レシピに活かさない手はありません。

細かく刻めば食べやすくなるので、茎と一緒にマリネにしてはいかがでしょうか。炒めものに使ってもいいですね。

細かく切るほど栄養が引き出せる

セロリは硬い細胞の中に栄養が含まれています。

切るときは縦に通る繊維を断つように、茎に対して横からカット。細胞を壊すかたちで栄養を引き出します。千切りやみじん切りなど、細かくするほど栄養がとりやすくなります。

栄養まるごとレシピ

疲労回復に

やみつきセロリマリネ

材料（作りやすい分量）

- セロリ …………………… 1本
- Ⓐ
  - オリーブオイル …… 大さじ2
  - レモン汁 …………… 大さじ2
  - 酢……………………… 大さじ2
  - 砂糖…………………… 大さじ2
  - 塩………………… 小さじ1/2

1 セロリの茎は斜め薄切り、葉は千切りにする。

2 保存容器にⒶをすべて入れて混ぜる。

3 2に1を入れて混ぜる。

Vegetable

ビタミン、ミネラルは葉と皮に詰まっている

だいこん（切り干しだいこん）

だいこんにはビタミンCや食物繊維のほか、カルシウムやマグネシウムなどのミネラル分も多く含まれています。

さらに、胃腸の働きを助ける消化酵素にも恵まれているので、食欲不振のときにおすすめです。消化酵素は熱に弱いので、おろしなど生で食べて栄養を活かして。捨てられることの多い葉や皮にも、豊富な栄養が蓄えられています。

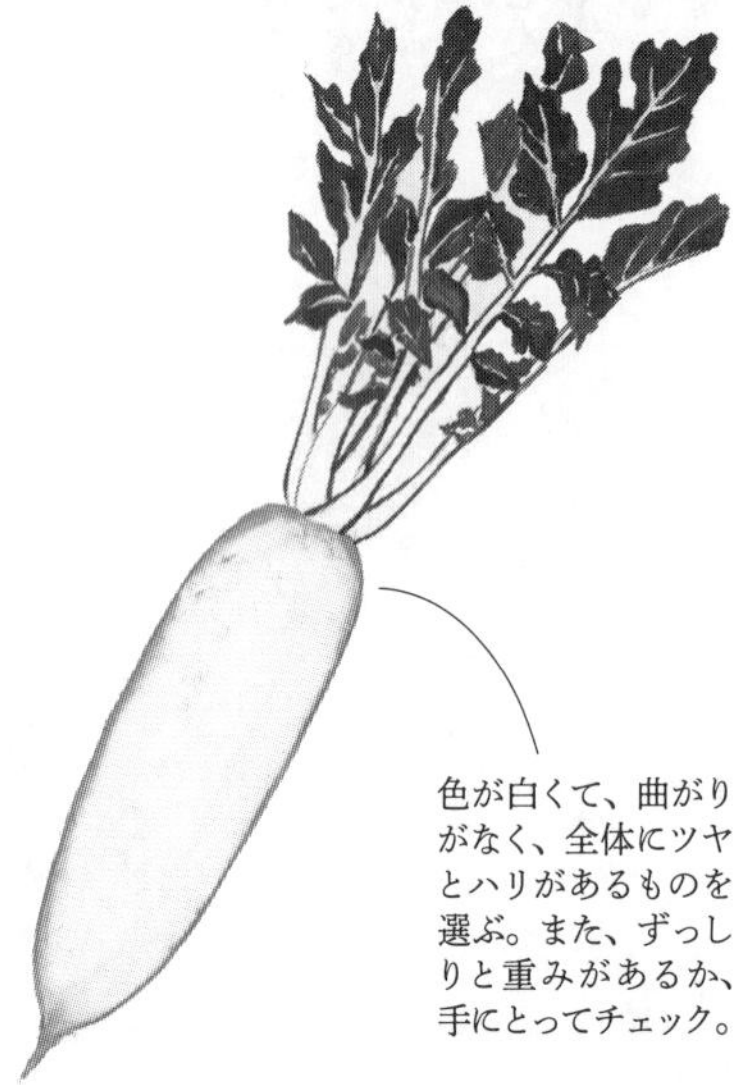

色が白くて、曲がりがなく、全体にツヤとハリがあるものを選ぶ。また、ずっしりと重みがあるか、手にとってチェック。

栄養キープの保存法

葉つきのだいこんは、葉の部分から水分が蒸発するので、保存時は葉と根を切り分ける。まるごと1本が冷蔵庫に入らないときは、半分に切ってラップで包み、さらにポリ袋などに入れて保存する。保存期限は3～4日。

栄養data

だいこん（根）（生）

- エネルギー ……… 18kcal
- カリウム ………… 230mg
- カルシウム … 260mg ※葉
- ビタミンA（β-カロテン）…………… 3900μg ※葉のみ
- ビタミンC ……… 12mg

葉を活かす

だいこんの葉には根よりも多くの栄養が含まれ、栄養価でも勝っています。

β-カロテンやビタミンE、鉄なども豊富ですが、とくにカルシウムの含有量は野菜の中でも有数です。食べやすくアレンジして、豊富な栄養をおいしくとりましょう。

みじん切りにした葉を炒り、醤油とみりんで味つけしてふりかけに。たらこと炒めてもおいしいです。

だいこんおろしの汁はスープに

だいこんおろしの汁を何気なく捨てているかもしれませんが、この中にも消化酵素などの栄養がたっぷり。スープや汁ものに加えれば、辛みも気になりません。栄養をプラスするつもりで使ってください。

栄養まるごとレシピ

パリポリの食感がおいしい

だいこんの皮のぽりぽり漬け

材料（作りやすい分量）

- だいこんの皮 ………… 1/2本分
- Ⓐ
  醤油……… 大さじ3
  酢………… 大さじ3
  砂糖……… 大さじ3
  輪切り唐辛子 …少々

1. だいこんの皮は厚めにむき、繊維に沿って細切りにする。
2. ポリ袋にⒶとだいこんの皮を入れてもみ混ぜ、冷蔵庫で一晩漬ける。

皮は厚めにむいて漬け物に

意外かもしれませんが、だいこんの皮には実の部分よりも多くの栄養が含まれています。ビタミンCのほか、血流の改善効果があるとされるルチンというポリフェノール系の物質もそのひとつです。

皮は少し厚め（5ミリ程度）にむき、細く切って利用します。超お手軽なのは「だいこんの皮のポン酢漬け」。むいた皮をポン酢にひと晩漬けるだけです。

辛み成分はおろしで効率よく

だいこんの辛みはイソチオシアネートという辛み成分によるものです。この物質は根の下の部分に多く含まれ、血液サラサラ効果や抗菌・抗炎症作用があります。酸素に触れることで活性化するので、細胞を壊すような調理法がおすすめ。だいこんおろしなどにして効能を引き出しましょう。

栄養まるごとレシピ

中性脂肪を下げるDHA、EPAがしみこむ

だいこんとツナの煮もの

材料（3〜4人分）

- だいこん …… 1/3本
- ツナ缶（油漬け） …………………… 1缶
- 出汁汁 …… 1カップ
- みりん …… 大さじ1
- 醤油 ……… 大さじ1

1 だいこんは皮をむき、厚さ2〜3mmの短冊切りにする。

2 鍋に出汁汁とだいこんを入れて火にかけ、煮立ったら醤油、みりん、ツナ缶の汁気を切って加え、落としぶたをして弱めの中火で10分煮る。

もどし汁も栄養満点

切り干しだいこん

切り干しだいこんは、細切りにしただいこんを天日で干したもの。乾燥しただいこんは、生のものよりも食物繊維や鉄分などの含有量が増え、カルシウムにいたっては20倍にもなるとか。

干すことで、でんぷんの分解酵素アミラーゼが活性化するので、甘みもグンと増します。また、水分が抜けることで栄養や旨みがギュッと凝縮され、深みのあるおいしさになります。

《 栄養を捨てない調理のコツ 》

もどした汁はスープに

切り干しだいこんは水でもどして使うことが多いのですが、このときにカルシウムなどの水溶性の栄養や旨みも水に溶け出します。これを捨ててしまうのはもったない。もどし汁をスープや汁ものにすれば、栄養面も味わいもプラスになります。栄養をロスしないため、私は水でもどさず、軽く洗って煮ものやサラダにしたり、調味料とからめて和えものにしたりします。本来の食感も楽しめます。

栄養まるごとレシピ

水で戻さず洗うだけ

切り干しキムチ

材料（3～4人分）

- 切り干しだいこん …30g
- にら ……………………1/2束
- Ⓐ

酢……………	大さじ1
醤油…………	大さじ1
白いりごま …	大さじ1
おろししょうが…	小さじ1
韓国唐辛子…	小さじ1
ごま油………	小さじ1

1 切り干しだいこんは洗って食べやすい長さに切る。にらは3cm幅に刻む。

2 ポリ袋に1、Ⓐ、水大さじ2を入れて袋の口を閉じて揉み混ぜる。

3 1時間ほど置いてからが食べごろ。

Vegetable

たけのこ

カルシウムが豊富な食品と組み合わせて

たけのこには血圧を正常に保つカリウムや、生活習慣病の予防に役立つ食物繊維が比較的多く含まれますが、栄養価はそれほど高くありません。

たけのこの「えぐみ」はシュウ酸という成分で、とり過ぎると結石の原因になることも。カルシウムはシュウ酸の吸収を抑える働きがあるので、カルシウムが豊富な食品と組み合わせることで、予防ができます。

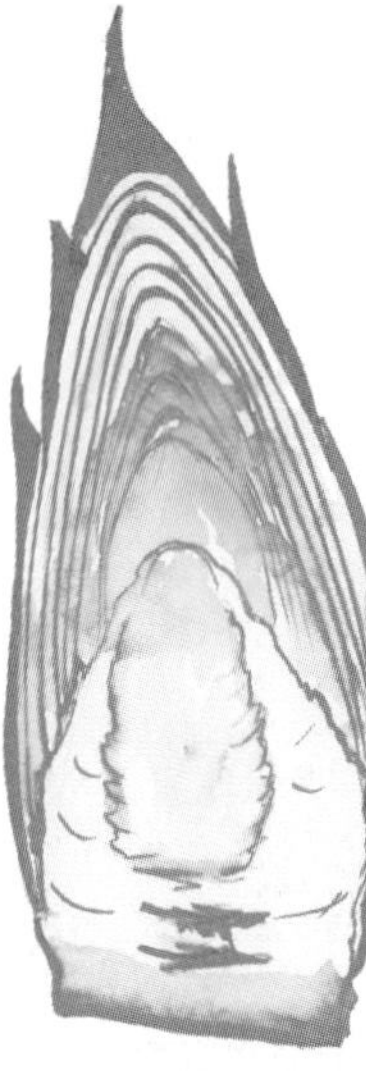

皮がみずみずしく、切り口の白いものを選ぶ。

栄養キープの保存法

保存するときは下茹でしてから。保存容器にたけのこがひたるくらいの水を入れ、ふたをして冷蔵庫へ。水をときどき替えればベター。保存期限は1週間。

栄養data

たけのこ(生)

- エネルギー…… 26kcal
- 水分 ……………90.8g
- カリウム ……… 520mg
- マグネシウム……62mg
- ビタミンC ………10mg

≪ 栄養を捨てない調理のコツ ≫

カルシウムとの食べ合わせで結石予防

たけのこに含まれるシュウ酸は、食べ過ぎると結石の原因になります。シュウ酸の吸収を抑えるカルシウムを多く含んだ食品と合わせて、結石を予防しましょう。

わかめなどの海藻類、ちりめんなどの小魚類のほか、小松菜や乳製品などが好相性です。

2種類の食物繊維のバランスをとる

たけのこの食物繊維は不溶性。水溶性の食物繊維をもつ海藻類と合わせれば、栄養バランスがぐっとよくなります。

わかめと合わせる若竹煮など、シンプルに煮ものがおすすめです。

栄養まるごとレシピ

出汁の香りがきいた一品

たけのことわかめの煮もの

材料（4人分）

- たけのこ …… 250g
- わかめ ………… 60g
- 煮汁
  - 出汁汁 ……… 400ml
  - 薄口醤油 … 大さじ2
  - みりん …… 大さじ2

1. たけのこは食べやすい大きさに切る。
2. たけのこと煮汁を鍋に入れて中火にかけ、たけのこが柔らかくなるまで10分ほど煮る。
3. わかめを加えてさっと煮る。

Vegetable

玉ねぎ

切り方がコツ。細胞を壊して栄養を引き出す

玉ねぎは栄養価が高い野菜とはいえませんが、特徴的な栄養を備えています。そのひとつがポリフェノールの一種、ケルセチンです。玉ねぎの皮に多く含まれていて、血液サラサラ効果やコレステロールを抑制する働きがあります。

もうひとつの硫化アリルは、ねぎなどに特有の香りや辛みの成分。生活習慣病や高血圧の予防に役立ちます。

選ぶときは皮が乾燥していて色が濃く、光沢のあるものを。手にとって重量感があれば○。

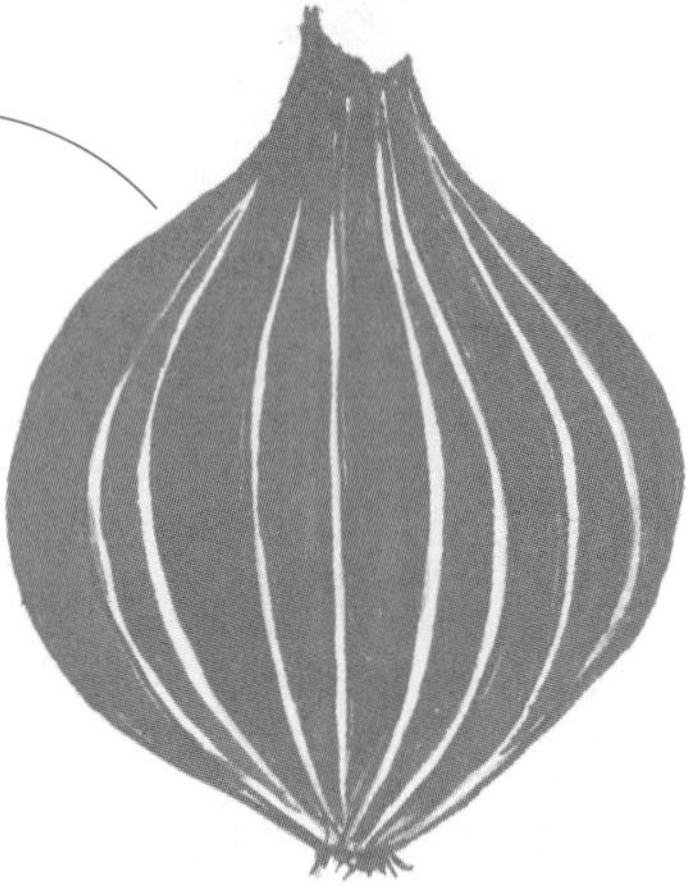

栄養キープの保存法

保存は常温でOK。ネット（網）に入れて吊り下げるなど、水分や湿気を防ぐ工夫を。保存期限は2か月。

栄養*data*

玉ねぎ（生）

・エネルギー	37kcal
・カリウム	150mg
・リン	33mg
・ビタミンC	8mg

《 栄養を捨てない調理のコツ 》

皮を水につけて旨みと栄養を引き出す

ケルセチンは薄茶色の皮の部分に多く含まれます。しかし、皮は食べるのが難しいので、さっと洗い、細かく裂いてから水につけておきます。皮からエキスとともに、水溶性のケルセチンも溶け出し、旨みと栄養たっぷりの出汁汁ができあがります。

強い抗酸化作用をもつケルセチンは、紫外線から肌を守る効果も期待できます。

薄切りは横からカットして細胞を壊す

硫化アリルは空気に触れると活性化します。玉ねぎの場合はみじん切りや薄切りで細胞を壊し、硫化アリルを引き出します。薄く切るときは、縦に走る繊維（細胞）を断つように横の向きでカットして、リング（輪っか）の形にするといいでしょう。

栄養まるごとレシピ

旨みとポリフェノールたっぷり

玉ねぎの皮の出汁汁

材料（作りやすい分量）

- 玉ねぎ（中）の皮……………… 3個分
- 水……………… 1ℓ
- 塩……… ひとつまみ
- 砂糖…… ひとつまみ

1 玉ねぎの皮は洗って保存ボトルに入れる。

2 水、塩、砂糖を加える。ひと晩寝かせる。

※保存　冷蔵庫で約1週間

Vegetable

冷たい油にまるごと栄養を溶かす
とうがらし

とうがらしはβ-カロテン、ビタミンC、Eを多く含んでいます。ビタミンAには皮膚や粘膜を正常に保ち、CやEは活性酸素の増加を抑える抗酸化作用があります。とうがらしに含まれる辛み成分のカプサイシンには、血行促進や体を温める働きがあります。青とうがらしは生で使うと辛く、加熱すると辛みがマイルドに。赤とうがらしはその逆で、加熱すると辛みが増します。

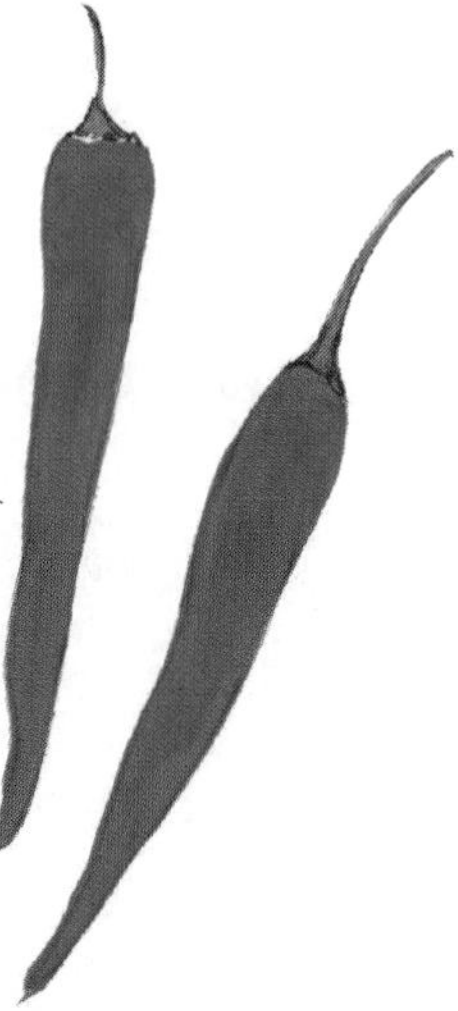

表面にハリとツヤがあり、先端部分のとがったものを選ぶ。鮮度が低いとヘタの切り口が変色しているので注意。

栄養キープの保存法

乾燥させると鮮度が落ちるので、キッチンペーパーに包んでからポリ袋に入れて冷蔵庫へ。1週間。冷凍する場合は輪切りなどにして、重ならないよう容器に並べて保存。保存期限は1か月。乾燥したものは、密閉容器で半年。

栄養data

とうがらし(生)

- エネルギー …… 35kcal
- カリウム …… 650mg
- カルシウム …… 490mg
- ビタミンA（β-カロテン）…… 5100µg
- ビタミンE（α-トコフェロール）…7.7mg
- ビタミンC …… 92mg

≪ 栄養を捨てない調理のコツ ≫

カプサイシン豊富なワタも使って

血行促進などに効果のあるカプサイシンは、タネを支えるワタの部分に多いので、取り除かずに使うのがベター。

ただし、辛みが強い部分なので、辛さが苦手な方は取り除いたほうがいいでしょう。

冷たい油に入れてなじませる

β-カロテンやEは脂溶性なので、油を使って調理すると栄養を上手に取り込めます。炒めものをするときは、最初からとうがらしを入れて油になじませておくと、栄養成分がたっぷり溶け出て効率的です。

サラダ油やオリーブ油にとうがらしを漬けておくと、カプサイシンをはじめとした成分が油に溶け出し、栄養と風味のある調味油になります。

栄養まるごとレシピ

カプサイシンたっぷり。
パスタやピザ、炒めものに

とうがらしオイル

材料（作りやすい分量）

- 赤とうがらし …………3～4本分
- オリーブオイル ………………150ml

1 とうがらしは、つまようじで数か所穴をあけて保存瓶に入れる。

2 オリーブオイルを注ぐ。薄切りにしたにんにくを入れてもOK。

※保存　常温3～4か月

Vegetable

汁ものにしてカリウムを逃がさない
とうがん

漢字で「冬瓜」と書きますが、多くのウリ類と同じように旬は夏です。およそ95％が水分なので栄養価が高いとはいえませんが、そのぶん低カロリーです。体内の余計な塩分を排出してくれるカリウムのほか、カルシウムや葉酸、リンなどが含まれます。

味が淡白なので、煮ものにすると旨みがしみ込みやすく、組み合わせる食材によっては栄養価も高められます。

栄養キープの保存法

カットすると日持ちが悪いので、余ったら茹でてから冷凍保存がおすすめ。食べやすい大きさにカットした後、重ねないようにして、冷凍保存用袋などへ入れて冷凍庫へ。保存期限は1か月。

栄養 *data*

とうがん（生）

- エネルギー　16kcal
- 水分 ………… 95.2g
- カリウム … 200mg
- カルシウム … 19mg
- ビタミンC … 39mg

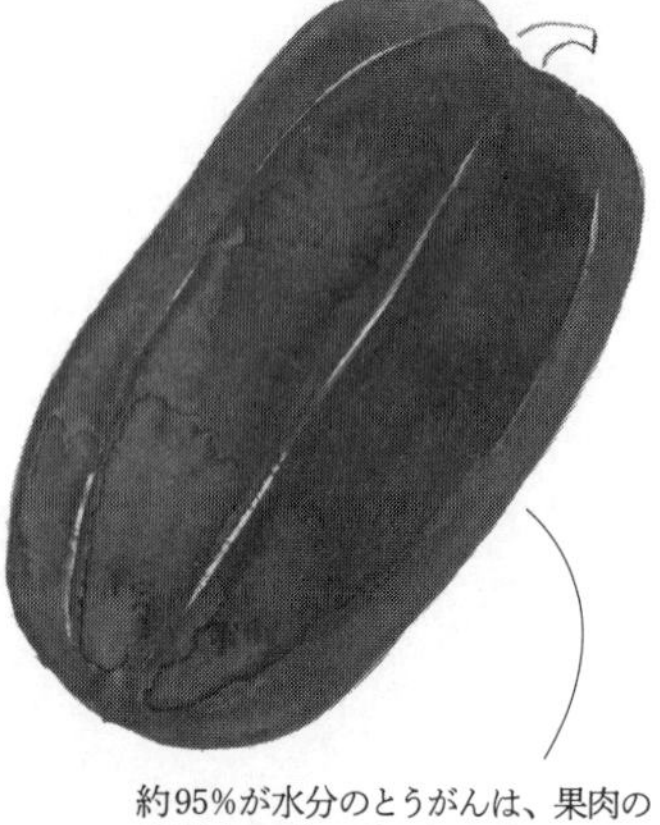

約95％が水分のとうがんは、果肉の鮮度やみずみずしさが重みにあらわれる。選ぶときは、手にもってずっしりと重みを感じるものを。

《 栄養を捨てない調理のコツ 》

動物性たんぱく質の食材で煮ものなどに

とうがんはあっさりした味わいです。煮ものやあんかけなどのレシピに使うと、味や旨みがよくしみ込みます。

肉や魚介類といった動物性たんぱく質の食材と組み合わせれば、栄養価も上がってW効果です。

汁ものレシピでカリウムを無駄なく摂取

とうがん独特の苦みを抑えるならば、出汁の旨みを活かせる煮ものやスープなどの汁ものがおすすめです。

また、とうがんに豊富なカリウムは水溶性です。汁ものに使ってスープも一緒にいただけば、効率よく栄養を吸収できます。中華風スープやポトフなどにも。

栄養まるごとレシピ

とろんとしたやさしい味

とうがんのミルクスープ

材料（2人分）

- とうがん …… 200g
- ベーコン ……… 1枚
- 水…………… 250ml
- 牛乳………… 150ml
- コンソメスープの素 …………… 小さじ2

1. とうがんは皮をむき、小さめのひと口大に切る。ベーコンは1cm幅に切る。
2. 鍋に水を入れて沸かし、とうがんとベーコン、コンソメスープの素を加えて10分煮る。
3. 牛乳を加えてひと煮立ちさせる。

※皮は漬けものやきんぴらに。

Vegetable

豆苗

レンチンでロスさせない

豆苗はえんどう豆の若い葉と茎の部分です。見た目以上に栄養が豊富で、とくにβ-カロテンは小松菜やほうれん草を超える含有量。肌の健康維持や免疫力の向上、抗酸化作用などが期待できます。

　ほかにも皮膚や粘膜を守るビタミンC、骨の形成を促進するビタミンKなどが豊か。油を使ったレシピで、脂溶性のβ-カロテンを余さずいただきましょう。

栄養キープの保存法

キッチンペーパーなどに包んで水分をカット。さらにラップで乾燥を防いでパックのまま冷蔵保存。保存期限は3～4日。豆苗はリボベジも可能。かたまりになっている根を水に浸しておくと再生する。豆の部分は水につけない。根から生えている芽を3cmくらい残して切ること。

※リボベジ：「リボーンベジタブル(reborn vegetable)」の略。調理で不要になった野菜の根や葉などを水につけるなどして再生させ、再収穫すること。

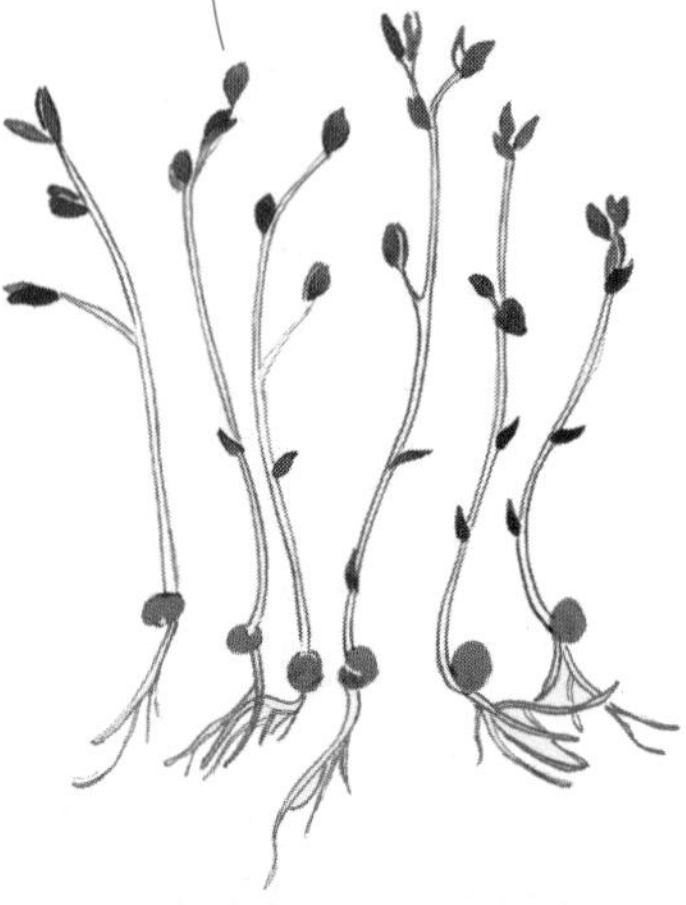
茎や葉がしっかりしていて、全体の緑色が鮮やかなものを選ぶ。

栄養*data*

豆苗(生)

・エネルギー	27kcal
・カリウム	350mg
・ビタミンA（β-カロテン）	4100μg
・ビタミンK	280μg
・ビタミンC	79mg

《 栄養を捨てない調理のコツ 》

油に溶け出す栄養をいただく

豊富に含まれるβ-カロテンやビタミンKをムダなくいただきましょう。どちらも脂溶性の栄養素なので、油を使った調理で栄養を油の中に引き出せます。さらに栄養をロスしないのはレンチン調理。ここでも油を合わせるのがポイントです。

ビタミンPで ビタミンCの摂取率アップ

失われやすいビタミンCを効率よくとるなら、ビタミンPという成分を含んだ食品を食べ合わせましょう。ビタミンPは体内でビタミンに似た働きをする「ビタミン様物質」で、ビタミンCを安定させ、その働きを助ける作用があります。ゆず、みかん、レモンなどの皮や袋、白いスジの部分にとくに多く含まれます。

栄養まるごとレシピ

ごま油と合わせてレンチン

豆苗のナムル

材料（作りやすい分量）

- 豆苗…………… 1枚
- ごま油… 大さじ1/2
- 塩………………少々
- おろしにんにく …………小さじ1/3

1. 豆苗は根元を切り、3等分にする。
2. 耐熱容器に入れラップをして、電子レンジ(600W)に2分かける。
3. 塩、ごま油、おろしにんにくを混ぜる。

Vegetable

トマト

細かく刻んで リコピンを引き出す

トマトにはリコピンという自然界に存在する色素・カロテノイドの一種が豊富に含まれています。このリコピンには体に悪い影響を与える活性酸素を除く働きがあり、生活習慣病やがんの予防、美肌効果などが期待できます。

　リコピンは脂溶性なので、油との相性が抜群。熱にも強いので、油を使った炒めものなどがおすすめです。

ゼリー状のタネの部分は、旨み成分のグルタミン酸の宝庫。捨てずにスープやみそ汁に使えば味わいアップ。

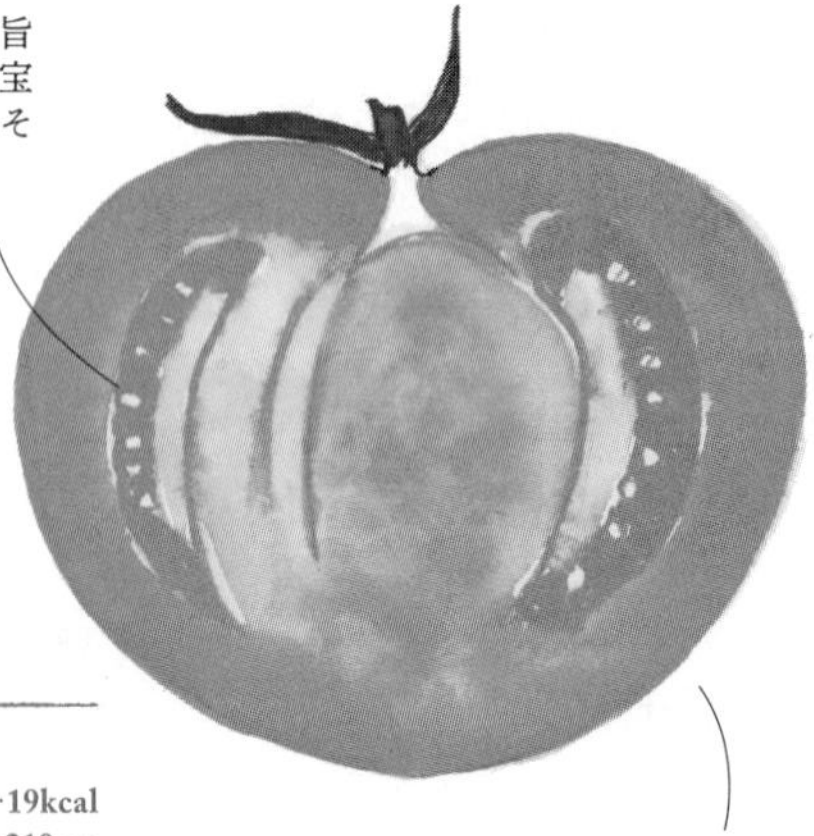

丸みがあって、重みを感じるものを選ぶ。つやがあるものが新鮮。

栄養キープの保存法

キッチンペーパーに包んで水分をカット。さらにラップで乾燥を防いで冷蔵保存。保存期限は1～2週間。

栄養*data*

トマト（生）

- エネルギー……19kcal
- カリウム……210mg
- ビタミンA（β-カロテン）540μg
- ビタミンC……15mg

《 栄養を捨てない調理のコツ 》

細胞を壊して
リコピンどりをMAXに

β-カロテンの2倍、ビタミンEの100倍もの抗酸化力をもつリコピン。その栄養をフルにいただくには、細かく切る、ジューサーにかけるなど、細胞を壊してリコピンを引き出す調理法がおすすめです。

私は液状にしたトマトを、スープなどに使います。

油と合わせて栄養を
最大限引き出す

リコピンは脂溶性なので、油に溶け出す特性をもっています。油で炒めたりすれば、栄養のロスが少なくなります。サラダにして、オイルを使ったドレッシングと合わせてもいいでしょう。

栄養まるごとレシピ

パスタやスープに

簡単自家製トマトソース

材料(作りやすい分量)

- トマト ……4～5個(600g)
- 玉ねぎ……………………1個
- にんにく ……………1かけ
- 固形コンソメスープの素 ……………………………1個
- 水…………………… 50ml
- 塩、こしょう ……… 少々
- 乾燥バジル(あれば)… 少々
- オリーブオイル … 大さじ1

1. トマトは角切りにする。玉ねぎとにんにくはみじん切りにする。
2. フライパンにオリーブオイルをひき、にんにくを炒める。香りが立ったら玉ねぎを加えて透き通るまで炒める。
3. トマトを加えて2分ほど炒めたら、水、コンソメ、乾燥バジルを加えて5分煮る。塩、こしょうで調味し、ミキサーにかける。

Vegetable

長ねぎ

青い部分を刻んでフル活用

長ねぎは主に白い部分を食用としますが、じつは青い部分のほうが栄養価が高く、β-カロテンやカルシウムが豊富です。

　白い部分は、ねぎ特有の辛みや香りの成分、硫化アリルを多く含みます。抗菌、抗酸化作用をもつこの物質には、ビタミンB_1の吸収を助ける働きがあるので、大豆製品や豚肉などと合わせると効率よく栄養が吸収できます。

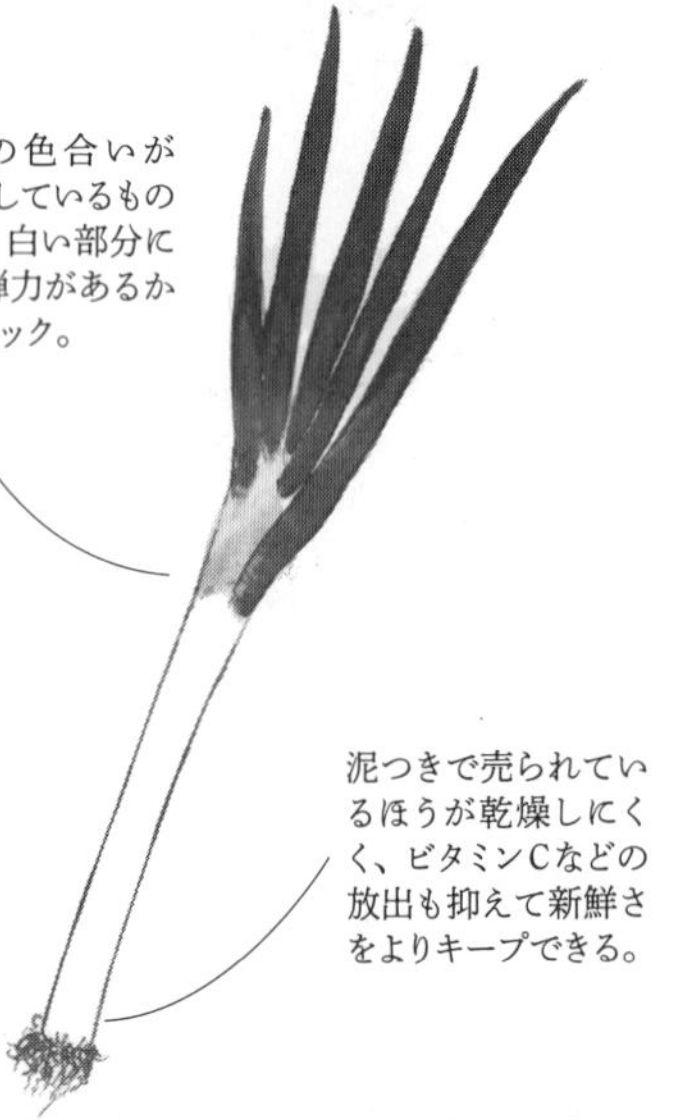
緑と白の色合いがはっきりしているものを選ぶ。白い部分に適度な弾力があるかも要チェック。
泥つきで売られているほうが乾燥しにくく、ビタミンCなどの放出も抑えて新鮮さをよりキープできる。

栄養キープの保存法

硫化アリルは揮発性。どんどん空気中に消えてしまうので、すぐに使うか、ラップをして保存。冷蔵で1週間。冷凍もOK。保存期限は1か月。

栄養*data*

長ねぎ(生)

- エネルギー …… 34kcal
- カリウム …… 200mg
- カルシウム …… 36mg
- ビタミンA（β-カロテン） 82μg
- ビタミンC …… 14mg

《栄養を捨てない調理のコツ》

青い部分の栄養も活かす

栄養豊かな青い部分は、細かく刻めば硬さも気にならず、煮ることで苦みもマイルドになります。内側のぬめりにも、免疫力を上げる成分が含まれています。

細胞を壊して硫化アリルを引き出す

硫化アリルは玉ねぎ、にら、にんにくにも含まれる辛みや香りの成分。空気に触れると活性化して栄養効果も高まります。細かく切る、刻むなど、硫化アリルを守っている細胞を壊す調理がおすすめ。

長ねぎの白い部分に多い硫化アリルは、空気に触れるとアリシンという成分に変わり、これがビタミンB_1の吸収率を上げるとされています。豆腐や味噌といった大豆製品、豚肉などのビタミンB_1が豊富な食材とマッチさせて栄養効果を高めましょう。

栄養まるごとレシピ

茹でた青菜に、チャーハンの味つけに

ねぎ塩だれ

材料（作りやすい分量）

- 長ねぎ……… 1.5本
- ごま油…… 大さじ3
- 塩………… 小さじ1

1 長ねぎをみじん切りにする。

2 ボウルに1を入れて、ごま油、塩を加えてよく混ぜる。

Vegetable

なす

レンチンで栄養を逃がさない

なすは実よりも皮に多く栄養が含まれています。なかでもナスニンはポリフェノールの一種で、なす特有の栄養素。コレステロールを下げる働きがあることがわかっています。また、抗酸化作用が高く、動脈硬化や高血圧を予防する効果があります。

なすの実にも、クロロゲン酸というポリフェノールが含まれています。ナスニン同様、抗酸化作用があります。

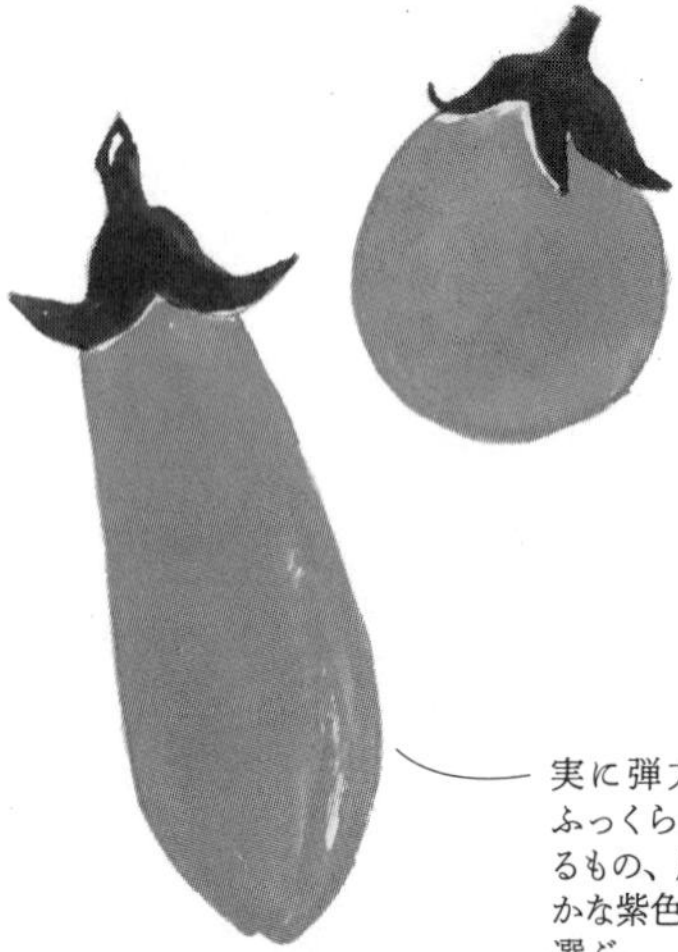
実に弾力がありふっくらとしているもの、皮が鮮やかな紫色のものを選ぶ。

栄養キープの保存法

キッチンペーパーなどに包んで水分をカット。さらにラップで乾燥を防いで保存。保存期限は冷蔵で1週間。

栄養*data*

なす(生)

- エネルギー…… 22kcal
- カリウム……… 220mg
- ビタミンA(β-カロテン)……… 100μg

≪栄養を捨てない調理のコツ≫

レンチンで色鮮やかに

ナスニンは水に溶けやすいので、油で揚げてから煮ものなどに使うと効果的で、鮮やかな紫色を残せます。ただ、スポンジ状のなすの実は、たくさんの油を吸い込みます。カロリーが気になるときは、レンチンがおすすめ。まるごとラップで包み、レンジで5分ほど加熱すればＯＫです。

アク抜きはナスニンやビタミンが流出してしまう

アク抜きでなすを水にさらすと、水溶性のナスニンやビタミンが水に溶け出して栄養をロスします。なすと相性のいい油を使った炒めものや煮ものにすれば、アクも気になりません。ちなみに、なすを切った際の変色やアク抜きをしないときのえぐみは、クロロゲン酸によるものです。

栄養まるごとレシピ

1本まるごとレンジにかけてから
手で裂くと、とろりとやわらか

蒸しなすのごま和え

材料（2～3人分）

- なす…………… 4本
- すりごま … 大さじ2
- 醤油……… 大さじ1
- 砂糖……… 大さじ1

1. なすはヘタをとり、熱を通りやすくするためピーラーで縦に3本に皮をむく。耐熱皿にのせ、ラップをふんわりかけて電子レンジ(600w)で4分加熱する。
2. ボウルにすりごま、醤油、砂糖を入れて混ぜ合わせる。
3. なすの粗熱がとれたら、縦に8等分に裂いて軽く水気をしぼり、ボウルに入れて2とあえる。

Vegetable

ずば抜けたビタミンCの含有量

菜の花

菜の花は「菜花」とも呼ばれる花野菜で、β-カロテンやカルシウム、鉄、食物繊維を豊富に含みます。とくにビタミンCの含有量が野菜の中でもトップクラスなので、免疫力アップや美肌効果、鉄分の吸収を高めて貧血予防などに役立ちます。

近年では辛み成分として含まれるアリルイソチオシアネートに、がんの抑制や予防効果が期待され、注目が集まっています。

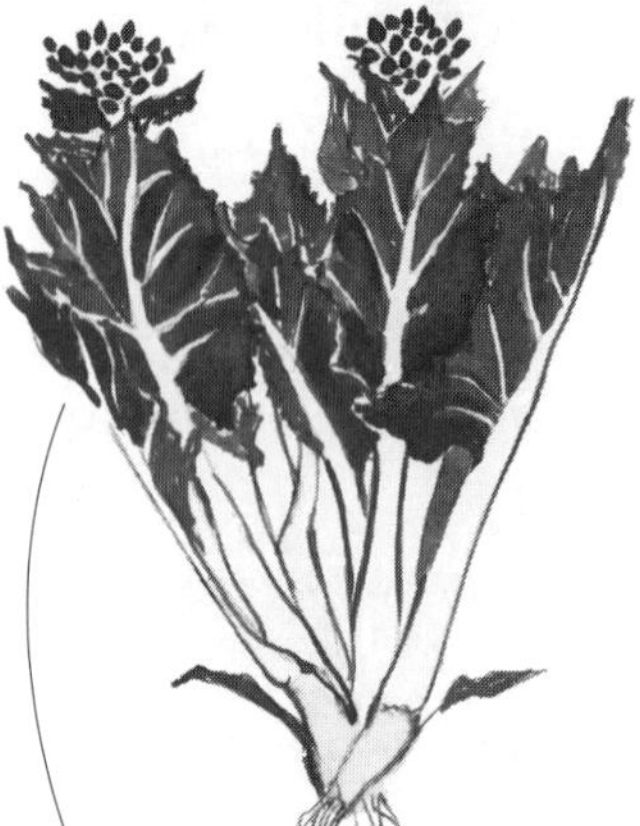

つぼみが密集し、硬くしまっているものを選ぶ。花が咲くとえぐみが出てくるので、早めの調理がベター。

栄養キープの保存法

保存するときはぬらしたキッチンペーパーなどに包み、ポリ袋に入れて冷蔵庫へ。保存期限は2～3日。茹でて冷凍保存もおすすめ。保存期限は1か月。

栄養data

菜の花(和種なばな)(生)

・エネルギー	33kcal
・カリウム	390mg
・カルシウム	160mg
・ビタミンA(βカロテン)	2200μg
・ビタミンC	130mg

《栄養を捨てない調理のコツ》

ビタミンCを減らす 下茹では不要

菜の花を茹でることで、熱に弱いビタミンCをロスしてしまいます。あの春らしい香りもとんでしまうので、生のまま炒めるなどの調理を。

茹でるときは短時間勝負で。少し硬めくらいで熱湯から上げ、余熱で火を通すイメージでOK。茹でると甘みが出るので、おひたしや和えものなどに向いています。

油になじませて β-カロテンを高吸収

菜の花に豊富なβ-カロテンは、油になじみやすい脂溶性です。油を使った調理で上手に引き出せば、吸収率がグンと上がります。

栄養まるごとレシピ

ほろ苦い菜の花に豚バラのコクと旨みが合う

菜の花と豚バラのにんにく醤油炒め

材料（2人分）

- 菜の花………… 1束
- 豚バラ肉…… 200g
- にんにく … ひとかけ
- 醤油……… 小さじ2
- サラダ油… 大さじ1
- あらびきこしょう ……………… 適量

1 豚バラは5cm幅に切る。菜の花は食べやすい長さに切る。にんにくは薄切りにする。

2 フライパンにサラダ油をひいて、にんにくと豚バラ肉を炒める。

3 肉の色が変わったら菜の花を加えて炒め、菜の花がしんなりしたら、醤油を回し入れ、さっと混ぜる。仕上げにあらびきこしょうをふる。

Vegetable

にら

根元までまるごと使い切り

にらはβ-カロテンやビタミンC、Eなどを多く含む栄養価の高い野菜です。生のままで豊富な栄養を摂取するのが理想ですが、加熱するなら軽く火を通す程度にして、熱に弱い成分を守りましょう。

にらの根元部分には、香り成分の硫化アリルが多く含まれます。硫化アリルにはビタミンB_1を取り込みやすくする働きがあります。

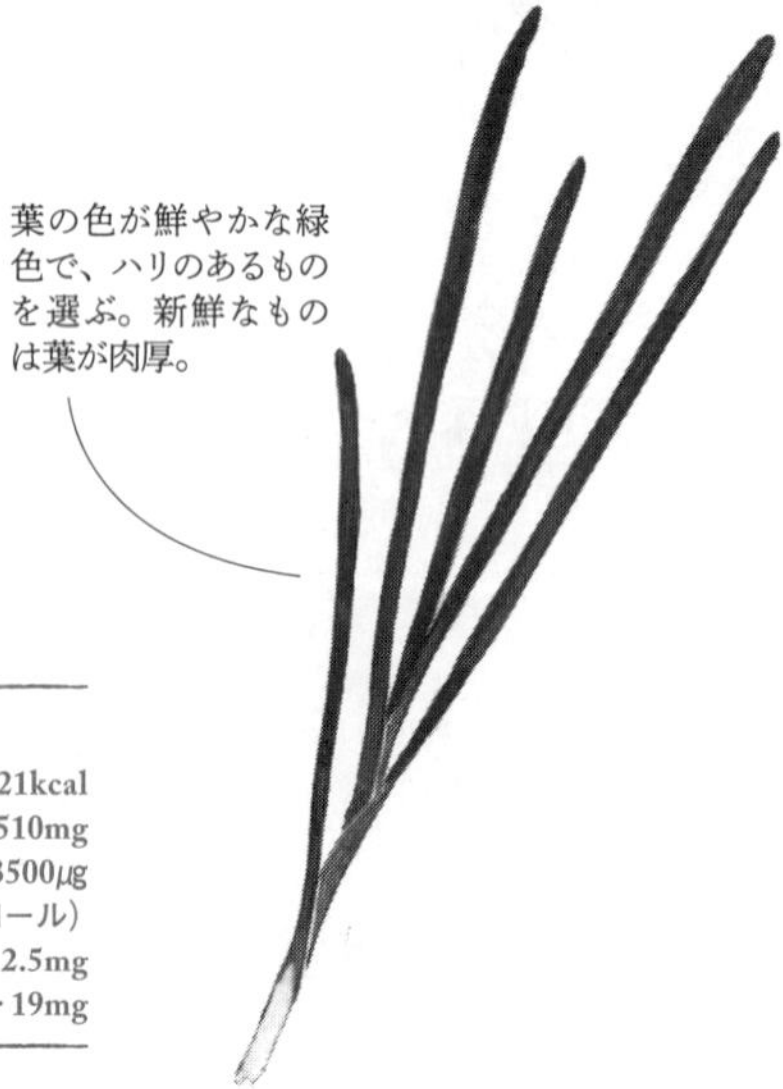
葉の色が鮮やかな緑色で、ハリのあるものを選ぶ。新鮮なものは葉が肉厚。

栄養キープの保存法

冷蔵保存はぬれたキッチンペーパーなどで包み、ポリ袋へ入れて。3～4日。冷凍保存はさっと湯通ししてから使いやすい長さに切って冷凍用の保存袋へ。保存期限は1か月。

栄養data

にら（生）

- エネルギー …………… 21kcal
- カリウム ……………… 510mg
- ビタミンA（β-カロテン） 3500μg
- ビタミンE（α-トコフェロール） ………………………… 2.5mg
- ビタミンC ……………19mg

《 栄養を捨てない調理のコツ 》

捨てがちな根元は硫化アリルの宝庫

にらの根元の白い部分は捨ててしまいがち。しかし、ここには葉の部分よりも多くの硫化アリルが含まれています。

細かく刻めば硬さも気にならず、細胞も壊れて硫化アリルを効率よく引き出せます。

加熱するときは調理の最後に短時間で

加熱調理に使うことが多いにらですが、においは少々気になるものの、生のほうが食感を楽しめ、栄養も逃がしません。

にらを炒めものや鍋ものに使うときは、調理の最後に入れるようにして、サッと火を通す程度に。熱に弱いビタミンCのロスを最小限にします。

栄養まるごとレシピ

食べ出したら止まらない

無限にら

材料（作りやすい分量）

- にら………………2束
- Ⓐ
  コチュジャン　大さじ1
  ごま油……… 大さじ1
  醤油……… 大さじ1/2
  砂糖………… 小さじ1
  白いりごま …… 適量

1 にらは洗って4cm幅に切る。

2 ボウルにⒶの調味料を混ぜ合わせ、にらを加えて混ぜる。

Vegetable

皮のすぐ下に詰まっている栄養を活かす

にんじん

にんじんのβ-カロテン含有量は、野菜の中でもトップクラス。抗酸化作用による生活習慣病の予防や、免疫力アップなどの効果が期待できます。

また、β-カロテンは体内に取り込まれるとビタミンAに変わり、肌の健康維持や発育促進などに関わる働きをします。このすぐれた栄養素を最も多く含むのは、皮のすぐ下の部分です。

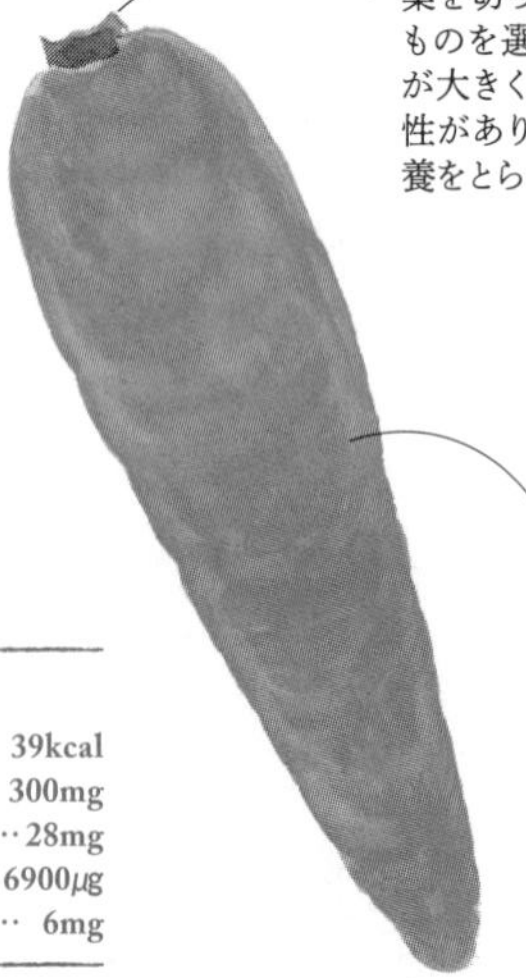
葉を切った茎の部分が細いものを選ぶ。太いものは葉が大きく成長していた可能性があり、その分、葉に栄養をとられていることも。
皮が濃い赤色の金時にんじんには、抗酸化作用のあるリコピンという赤い色素成分などが含まれる。一般的な西洋種のにんじんよりも、こちらのほうが栄養価は高め。

栄養キープの保存法

寒い季節は常温保存でOK。暑い時期はキッチンペーパーなどに包み、ポリ袋に入れて冷蔵庫へ。保存期限は2～3週間。

栄養data

にんじん（生）

・エネルギー	39kcal
・カリウム	300mg
・カルシウム	28mg
・ビタミンA（β-カロテン）	6900μg
・ビタミンC	6mg

《栄養を捨てない調理のコツ》

極細の千切りで皮を食べやすく

にんじんの特徴でもあるβ-カロテンの豊かさを活かすなら、とくに含有量の多い皮のすぐ下の部分をムダにはできません。気になる方は、むいた皮を千切りにしてきんぴらなどに。

油になじませて β-カロテンの吸収率アップ

β-カロテンは脂溶性なので、油に溶け出しやすい特徴があります。にんじんを炒めたり、サラダにしてオイルを使ったドレッシングと合わせるなど、油を活かして栄養を引き出しましょう。

1年を通して流通するにんじんですが、本来の旬は冬です。寒くなると皮のオレンジ色が濃くなるのは、β-カロテンの量が増えるため。栄養をフルにいただけます。

栄養まるごとレシピ

にんじんの甘みを引き出す

たらこにんじん

材料（2人分）

- ▶ にんじん……… 1本
- ▶ たらこ………… 1腹
- ▶ バター………… 10g
- ▶ 醤油……………少々

1. にんじんは皮つきのまま千切りにする。たらこは皮をとる。
2. フライパンにバターを入れて熱し、にんじんを炒める。
3. しんなりとしたら、たらこを加えて炒め、醤油で味を調える。

Vegetable

フレッシュ使いがスタミナ効果を生む
にんにく

にんにくには皮膚の健康を保つビタミンB_6や、高血圧を予防するカリウムなどが含まれます。

注目は、玉ねぎなどにも含まれる硫化アリルという香り成分。ビタミンB_1と結合して、糖質をエネルギーに変える働きを助け、疲労回復や滋養強壮といった効果を生みます。にんにくにはどちらの栄養素も含まれるので、効率的にスタミナをつけられます。

にんにくは優秀なスタミナ源。しかし、刺激も強いので、生なら1日に1片、加熱したものは2片まで。食べ過ぎは胃に悪影響を与えることも。

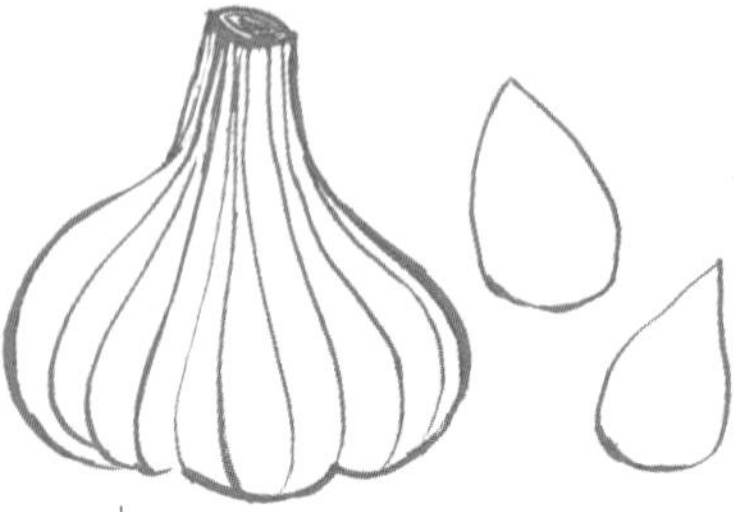

外皮の色が白く、ハリとツヤのあるものを選ぶ。芽が出ているものはNG。

栄養キープの保存法

外皮の湿気はカビの原因になるので、通気性のよい網袋などに入れて、風通しがよく涼しい場所で常温保存。保存期限は1か月。

栄養data

にんにく（生）

- エネルギー… 136kcal
- カリウム …… 510mg
- リン ………… 160mg
- ビタミンB_6 …1.53mg
- ビタミンC … 12mg

《 栄養を捨てない調理のコツ 》

ビタミンB_1と合わせてパワーアップ

にんにくとビタミンB_1は相性抜群。糖質からエネルギーをつくり出すビタミンB_1の働きを、硫化アリルがフォローします。

豚肉などビタミンB_1を含む食品と一緒にとれば、スタミナ増進のほか、皮膚や粘膜の健康を保つ効果などが期待できます。

すりおろしや薄切りで細かくするほど効能アップ

硫化アリルには、血液サラサラ効果や血糖値の上昇を抑える働きもあります。こうした特性を活かすなら、薄切りやみじん切り、すりおろしなど、細胞を壊すように調理しましょう。細かくするほど効能が高まります。なお、硫化アリルは熱に弱く、加熱すると次第に減少します。生のまま調理に活かすのがベターです。

栄養まるごとレシピ

炒めものに、肉の下味つけに

にんにく醤油

材料（作りやすい分量）

- にんにく ……… 1個
- 醤油………… 200ml

1 にんにくは皮をむき、保存瓶に入れる。

2 醤油を加える。

※保存　醤油をつぎ足しながら冷蔵保存。約半年。

Vegetable

白菜

芯から旨みと栄養がたっぷりとれる

白菜は味わいが淡白で、いろいろな食材と合わせやすい淡色野菜です。95％以上が水分なので、栄養価はそれほど高くありませんが、ビタミンCやカリウムを比較的多く含みます。また、食物繊維が豊富で低カロリーのため、整腸作用やダイエット効果も期待できます。

芯の部分に旨み成分のグルタミン酸が多く含まれています。

白菜の成長点は実の中心部分にある。このため外側ではなく中心部の葉から使ったほうが、成長に使われる栄養が抑えられて鮮度もキープできる。

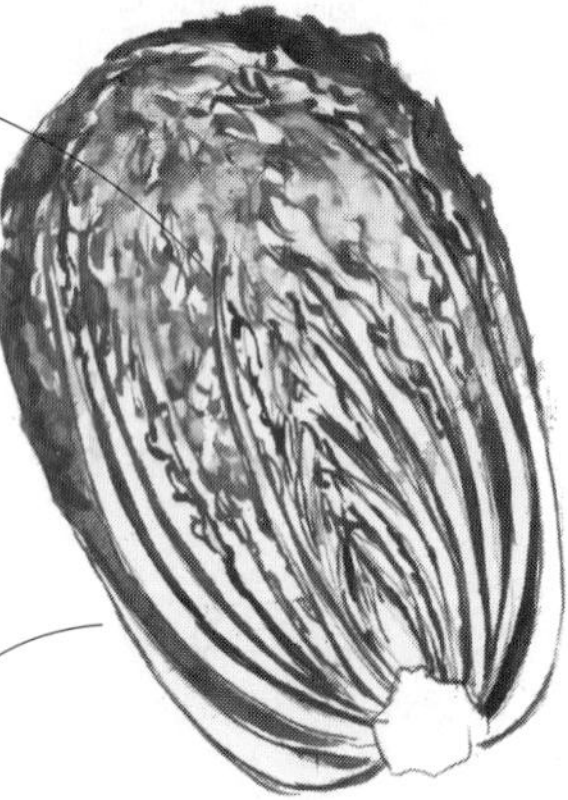

まるごとの白菜は、手にもってずっしりと重みがあり、巻きの固いものを選ぶ。カットした白菜を選ぶときは、切り口のみずみずしいもの、全体に葉がぎっしりと詰まったものが◎。

栄養キープの保存法

保存するときはキッチンペーパーなどに包み、ポリ袋に入れて冷蔵庫へ。茹でて冷凍保存もOK。保存期限は冷蔵庫で、1玉は1か月、カットしたものは1週間。冷凍は1か月。

栄養 *data*

白菜（生）

- エネルギー…… 14kcal
- 水分 ……………95.2g
- 炭水化物（植物繊維）…………………… 1.3g
- カリウム ……… 220mg
- ビタミンC ………19mg

《 栄養を捨てない調理のコツ 》

芯も使ってグルタミン酸まるごと

白菜には旨み成分のグルタミン酸が豊富。昆布などにも含まれるこのアミノ酸には、尿の排出を促進したり、脳機能を活性化する作用があります。

芯の部分にとくに多いので、煮込み料理やスープにすると旨みが活かせ、栄養もまるごととれます。

にんじんと合わせて抗酸化作用をアップ

白菜のもつビタミンCの抗酸化作用をパワーアップさせるなら、同じく抗酸化作用のあるβ-カロテンが豊富なにんじんと合わせましょう。

すぐにイメージできる鍋ものもいいですが、キャベツと同じ感覚でコールスローにすると箸が止まりません。

栄養まるごとレシピ

さっぱり味で、どんな料理にも合う

白菜のコールスロー

材料（4～5人分）

- 白菜…………1/8玉(約250g)
- にんじん………………1/3本
- 玉ねぎ…………………1/2個
- Ⓐ
  - 塩…………………小さじ1/2
  - 砂糖…………………大さじ1
  - オリーブオイル … 大さじ3本
  - 酢……………75ml（大さじ5）
  - こしょう ……………… 少々

1 白菜は根元を切り、横に細切りにする。にんじんは皮をむき、千切りにする。玉ねぎは薄切りにする。

2 ボウルにⒶを混ぜ合わせ、1を加えて混ぜる。

Vegetable

香りも豊かな栄養もフレッシュで

パクチー（香菜）

独特の強い香りをもつパクチーは、エスニック系の料理と相性がいい香味野菜。好みは分かれますが栄養価の高い食材で、β-カロテン、ビタミンC、E、B_1、カリウムなどを豊富に含みます。

　香りづけで主に使われることから、特性を活かすならフレッシュがいちばん。加熱すると栄養も香りもロスします。根の部分も捨てずに、風味づけで活用しましょう。

栄養キープの保存法

ぬれたキッチンペーパーで包み、ポリ袋に入れて冷蔵庫へ。保存は1週間。すぐに使わないときは根と葉を切り分けて冷凍保存がおすすめ。葉は刻み、根はラップに包んで冷凍用の保存袋へ。調理のときは凍ったまま使える。保存期限は1か月。

栄養data

パクチー（生）

- エネルギー……23kcal
- ビタミンA（β-カロテン）　3930μg
- ビタミンC……27mg
- ビタミンE（α-トコフェロール）……2.5mg

※米国農務省国立栄養データベースより

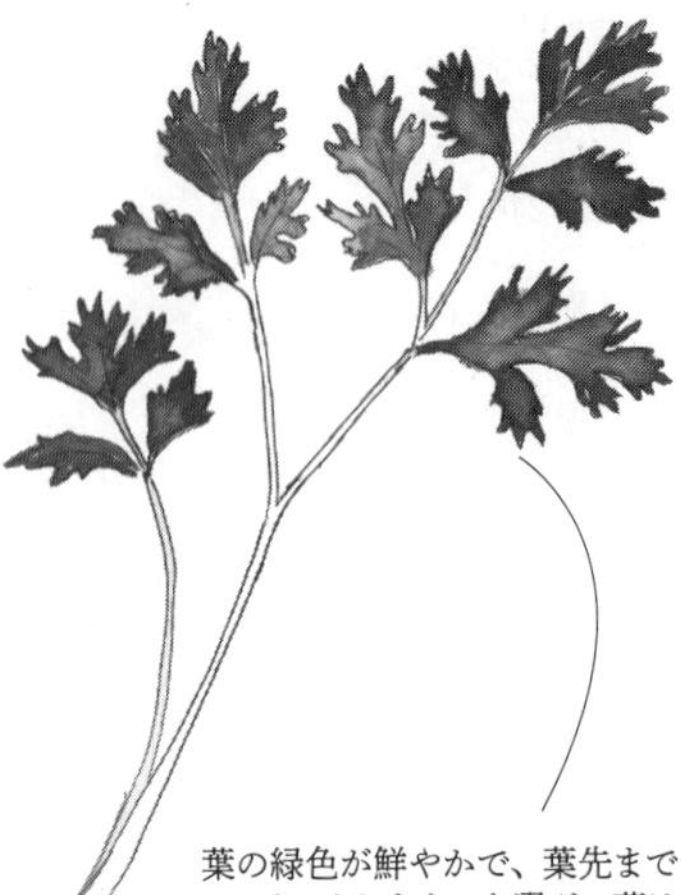

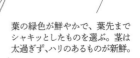

葉の緑色が鮮やかで、葉先までシャキッとしたものを選ぶ。茎は太過ぎず、ハリのあるものが新鮮。

《栄養を捨てない調理のコツ》

茎や根は、煮込み料理の香りづけに

パクチーは捨てるところがありません。葉の部分よりも香りが強い茎と根は、加熱調理にも向いています。煮込み料理などに入れて、独特の風味を立たせましょう。

加熱すると香りは飛んでしまうので、パクチーの苦手な人にもおすすめします。

フレッシュで香りも栄養価もＭＡＸ

パクチーの特徴を最大限に引き出すなら、やはりフレッシュのままレシピに加えるのがベスト。香りはもちろん、栄養価のロスもありません。

香りをさらに引き立てるなら、より細かくカットして、同時に栄養効果も高めましょう。煮込み料理など加熱するときは、ドライのものでもＯＫです。

栄養まるごとレシピ

いろいろな料理にぴったり。万能調味料

パクチーだれ

材料（作りやすい分量）

- パクチー……………………50g
- Ⓐ
  - 醤油…………………… 大さじ3
  - ごま油 ……………… 大さじ2
  - 砂糖…………………… 大さじ2
  - にんにく（おろし） … 小さじ1
  - しょうが（おろし） … 小さじ1

1. パクチーは細かく刻む。
2. ボウルにⒶを入れて混ぜ合わせる。
3. Ⓐに1を入れて混ぜ合わせる。

Vegetable

オリーブオイルを加えて
栄養効果アップ

バジル

香味野菜全般にいえることですが、意外と栄養価が高く、栄養バランスも整っています。ただ、一度に使う量が少ないので、とれる栄養は多くはありません。

バジルには強い抗酸化作用をもつβ-カロテンやビタミンE、ミネラルのカリウムやカルシウム、鉄などが豊富。独特の香りには、リラックス効果やストレスを和らげる成分も含まれています。

余ったときは、茎の部分を水にさしておくと比較的長持ちする。

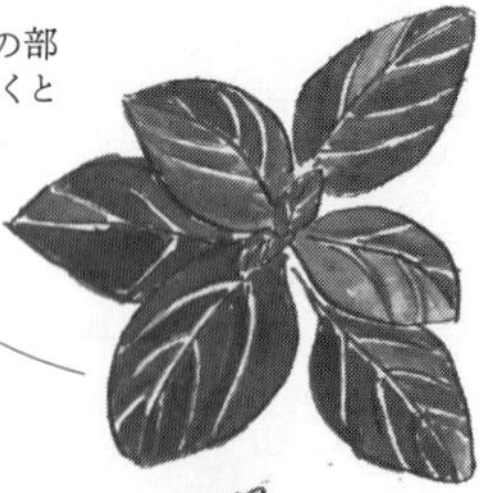

栄養キープの保存法

バジルはすぐに使い切るのがベター。キッチンペーパーに包んでからポリ袋に入れて冷蔵庫へ。保存期限は1週間。

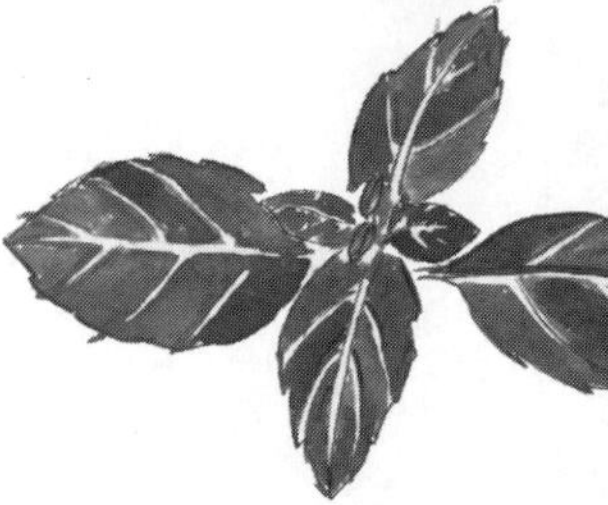

栄養data

バジル(生)

- エネルギー …… 24kcal
- カリウム ……… 420mg
- ビタミンA(β-カロテン) ……… 6300μg
- ビタミンK …… 440μg

栄養を捨てない調理のコツ

バジル＋オリーブオイルで抗酸化力をつける

イタリア料理に欠かせないバジルは、オリーブオイルとのコンビネーションが絶妙。「ジェノベーゼソース」や「カプレーゼ」などもそのひとつ。こうした油との相性は、味わいの面だけではありません。バジルに含まれる脂溶性のβ-カロテンやビタミンEを効率よくとるためにも、理想的なマッチングです。

細かく刻んでリラックス効果や食欲促進

ハーブとしても知られるバジルは、リナロールやオイゲノールなどの香り成分により、豊かな香りを特徴としています。できるだけ細かくカットして、香りとその効能を十分に引き出しましょう。

栄養まるごとレシピ

作り置きでパスタやサラダに

簡単ジェノベーゼ

材料（適量）

- バジルの葉……………50g
- お好みのナッツ類……30g
- にんにく……………2片
- オリーブオイル……100ml
- 塩……………小さじ1
- 粉チーズ…………大さじ2

1 ミキサーに材料を全て入れて撹拌する。

Vegetable

ミントはハーブティーに
パセリは茎まで使う

パセリ（イタリアンパセリ）
ミント

どちらもさまざまな食品、料理などに使われるよく知られたハーブで、β-カロテンとビタミンCが豊富です。

パセリの香り成分には消化をよくする作用、口臭の予防効果などがあります。

ミントの香り成分には、頭痛を和らげる作用や鎮静効果、リフレッシュ効果などがあります。フレッシュのまま、香りと豊富な栄養を楽しみましょう。

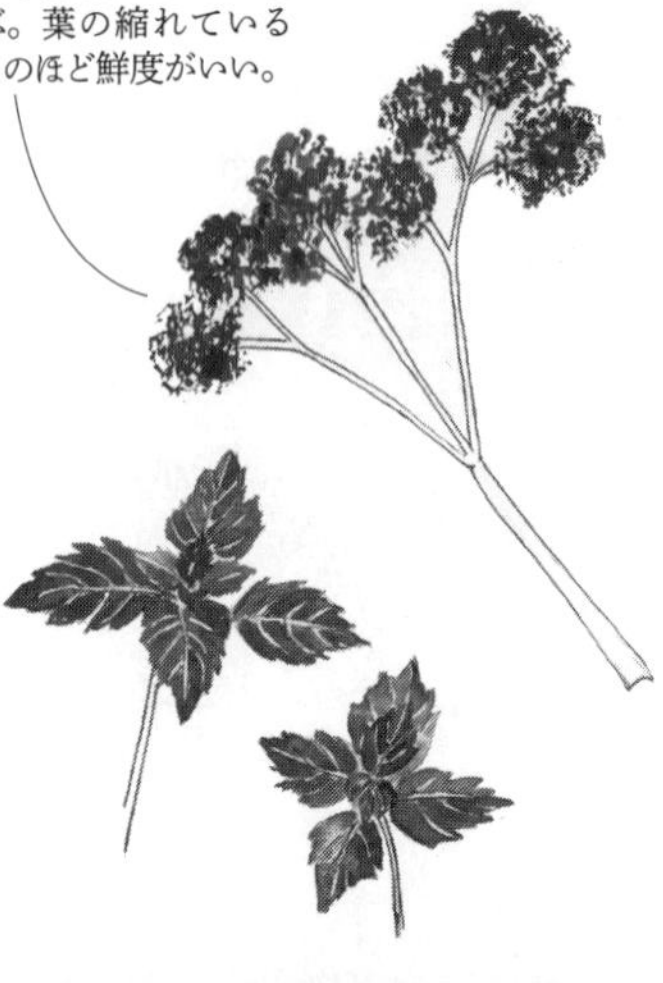
パセリは葉と茎が鮮やかな緑色のものを選ぶ。葉の縮れているものほど鮮度がいい。

栄養キープの保存法

パセリは、水の入ったグラスにさし、ラップをかぶせて冷蔵庫へ。保存期限は１〜２週間。冷凍保存する場合は洗ってよく拭き、茎と葉を切り分けて冷凍用保存袋で。ミントは、ぬらしたキッチンペーパーに包みで、ポリ袋に入れて冷蔵庫へ。保存期限は３〜４日。

栄養data

パセリ（生）
- ・エネルギー…… 43kcal
- ・カリウム …… 1000mg
- ・ビタミンA（β-カロテン）……………………7400μg
- ・ビタミンK …… 440μg

《 栄養を捨てない調理のコツ 》

ひと工夫で 茎の栄養も捨てずに活用

パセリは葉の部分だけ使われることが多いですが、茎も栄養豊富です。葉と一緒に細かく刻んでスープや汁物に入れるなど、調理の工夫で食べやすくでき、しかもムダをなくせます。

ミントティーで 香りと栄養成分を満喫

ミントは栄養豊富なハーブですが、一度にそう多くの量をとれるものではありません。食用というよりも、香りづけなど香味を活かした調理法がメインになります。そのひとつがミントティーです。お湯にフレッシュミントを入れるだけで、香りや栄養の成分が抽出できます。鎮静効果やリラックス効果が期待できます。

栄養まるごとレシピ

シンプルだけど間違いない

パセリパスタ

材料（1人分）

- パスタ … 1束(100g)
- ベーコン ……… 1枚
- パセリ … 1/2パック
- 塩………………少々
- にんにく(みじん切り) …………… ひとかけ
- オリーブオイル ………… 大さじ2
- 粉チーズ… 大さじ1

1 パセリはみじん切り、ベーコンは1cm幅に切る。
2 パスタは表示時間どおり茹でる。
3 フライパンにオリーブオイル、ベーコン、にんにくを入れて炒め、香りがたったらパセリを加える。
4 パスタを混ぜ合わせ、粉チーズ、塩を加えて味を調える。

ミントの消臭作用を活かして「ミントスプレー」

ミントがつかるくらいのエタノールにミントの葉を数枚ちぎって入れ、ひと晩置く。4倍の水で薄める。布製品への消臭効果があるほか、マスクの内側へひとふきすれば、鼻がすっきり。

Vegetable

炒めものは縦切りに
ピーマン・パプリカ

ピーマンやパプリカは、β-カロテンやビタミンCが豊富です。とくに赤いパプリカはどちらの栄養素も多く、体脂肪を燃やす辛み成分カプサイシンも含んでいます。

熱に弱いビタミンCですが、ピーマンやパプリカのビタミンCは細胞に守られているため、加熱しても栄養をロスしません。タネとワタに多い香り成分のピラジンには、血液をサラサラにする効果があります。

栄養キープの保存法

乾燥させると鮮度が落ちるので、キッチンペーパーに包んでからポリ袋に入れて冷蔵庫へ。2週間。冷凍する場合は輪切りなどにして、重ならないよう容器に並べて保存。保存期限は1か月。

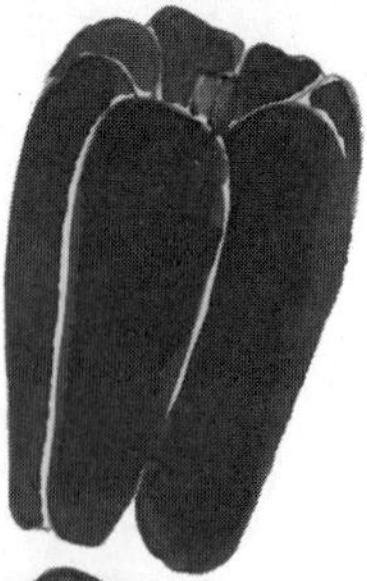

ピーマンはヘタから傷みやすく、ヘタがしなびたり、茶色いものは鮮度が低い。切り口がみずみずしく、変色していないものを選ぶ。

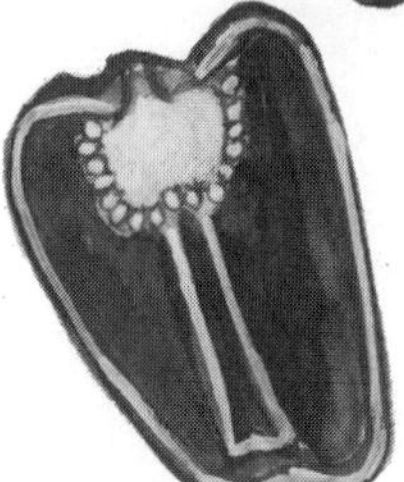

栄養data

ピーマン(青)(生)

・エネルギー	22kcal
・カリウム	190mg
・ビタミンA(β-カロテン)	400μg
・ビタミンK	20μg
・ビタミンC	76mg

《 栄養を捨てない調理のコツ 》

縦に切って栄養を逃がさない

縦に繊維が通っているピーマンやパプリカは、繊維に沿って切ると細胞を壊さず、栄養が効率よくとれます。ちなみに、ピーマンは縦に切るとシャキシャキとした食感になり、横に切ると繊維が断たれて柔らかな口当たりに。サラダには横切りがおすすめです。

タネやワタも捨てずにおいしく

捨ててしまいがちなタネやそのまわりのワタには、血液をサラサラにするピラジンという成分が多く、心筋梗塞や脳梗塞などの予防効果が期待できます。

「まるごとピーマン煮」なら、ピーマンを全部食べられます。タネも邪魔に感じませんし、ワタには味がしみておいしくいただけます。

栄養まるごとレシピ

ワタもタネも味方

まるごとピーマン煮

材料（作りやすい分量）

- ピーマン … 4～6個
- 出汁汁……… 100ml
- 醤油……… 大さじ1
- みりん …… 大さじ1
- サラダ油 ………少々

1. ピーマンは洗って水気を拭く。
2. フライパンにサラダ油をひき、ピーマンを入れて焼き目がつくまで転がしながら焼く。
3. 出汁汁、醤油、みりんを加え、ふたをして、たまにひっくり返しながら15分煮る。

Vegetable

茹でより蒸しで栄養をキャッチ

ブロッコリー

野菜の中でも有数の栄養価をもつブロッコリー。抗酸化作用のあるβ-カロテンやビタミンCのほか、カリウムや鉄などのミネラル、食物繊維も豊富です。

特徴的なのはスルフォラファンというファイトケミカルを含むこと。解毒力や抗酸化力を高める作用があり、がんの抑制効果も期待されています。とくに新芽のブロッコリースプラウトに多く含まれています。

花蕾（つぼみ）の粒がそろって、硬くしまっているものを選ぶ。茎の切り口も要チェック。中心までみずみずしいものが新鮮。

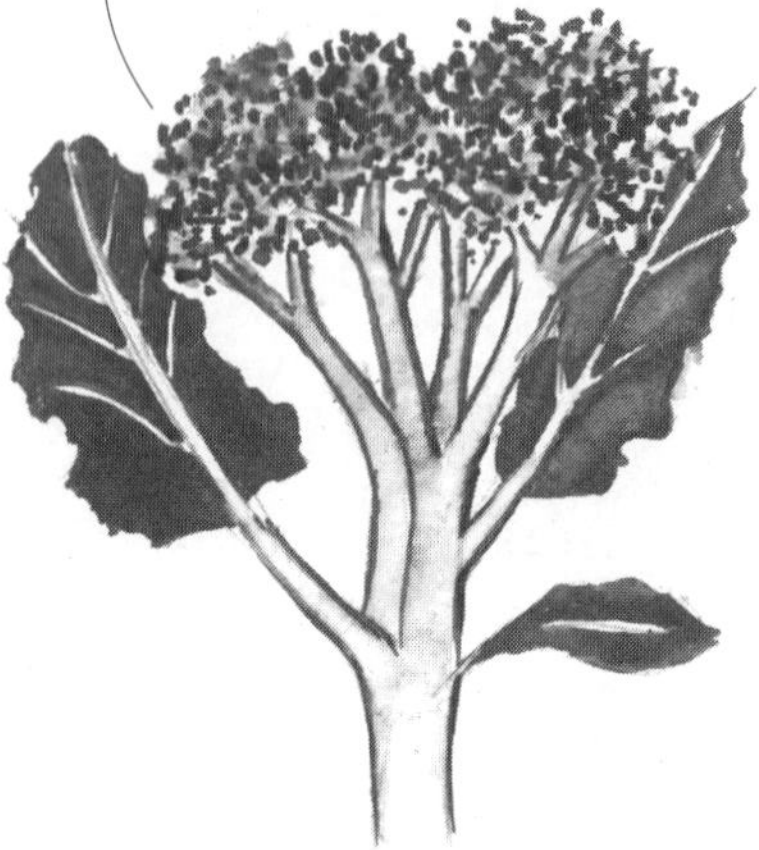

栄養キープの保存法

生で保存するときは、表面の水分を拭き取ってポリ袋などに入れる。茎を下に向け、立てた状態で冷蔵庫へ。保存期限は1～2週間。

栄養data

ブロッコリー（生）

- エネルギー…… 33kcal
- カリウム ……… 360mg
- ビタミンA（β-カロテン）……………………… 800μg
- ビタミンC …… 120mg

《 栄養を捨てない調理のコツ 》

茎も葉も余すところなく活かす

ブロッコリーの茎には、β-カロテンやビタミンCがたくさん含まれています。茎や小さな葉も捨てずに調理しましょう。硬い部分でもあるので、皮をむくか繊維を断つように茎を横から薄くスライスすると食べやすくなります。また、茎や葉をみじん切りにして、スープの具にするのもよいです。水溶性の栄養素も逃がしません。

蒸し調理で栄養をキープ

茹でることの多いブロッコリーですが、少ない水分で蒸すことで栄養の損失を最小限にできます。おすすめは「ブロッコリーのオイル蒸し」。子房に分けたブロッコリーを、大さじ1杯のサラダ油で3~4分蒸すだけです。油と合わせるので、脂溶性のβ-カロテンも効率よくとれます。

栄養まるごとレシピ

今まで茎を捨てていたことを後悔するかも

ブロッコリーの茎のザーサイ風

材料(茎1本分)

▶ブロッコリーの茎 ……………… 約100g

▶Ⓐ
醤油…… 小さじ1弱
鶏がらスープの素 ………… 小さじ1弱
ラー油……… 適量

1 ブロッコリーの茎は薄切りにして耐熱皿にのせ、電子レンジ(600W)で1分40秒加熱する。

2 出てきた水分は捨て、熱いうちにⒶを加えて和える。

Vegetable

短い加熱でビタミンCをキープ。

ほうれん草

ほうれん草はβ-カロテンやビタミンCが豊富な緑黄色野菜です。鉄分やカルシウムなどのミネラルも多く含まれます。

1年中店頭に並びますが、冬物のほうがビタミンCなどがより豊かになります。

栄養を活かす調理の基本は熱を入れ過ぎず、ビタミンCの損失を最低限にすること。また、赤い根元も栄養素が豊富なので、まるごと活かして料理しましょう。

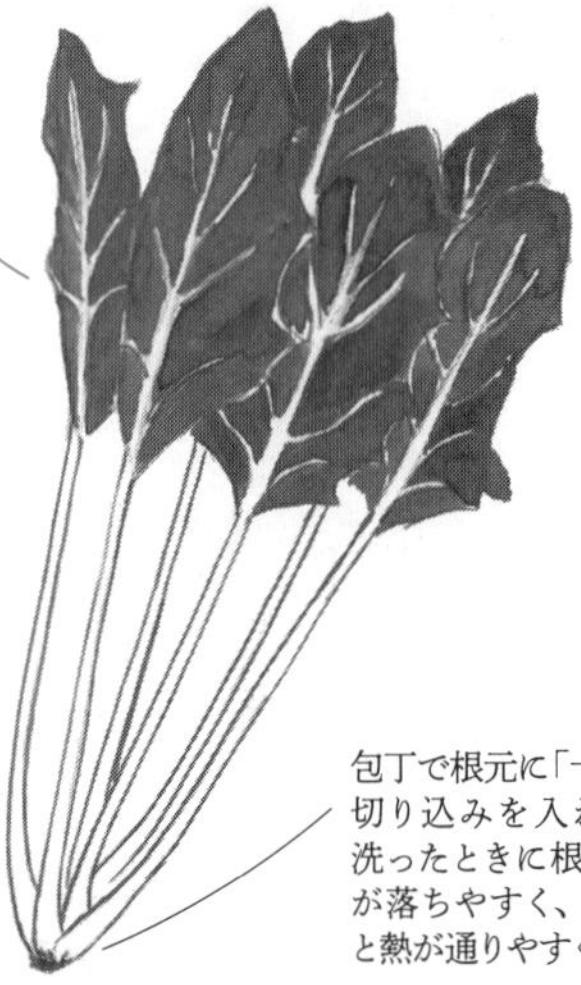
葉の緑色が濃く、葉先までピンとしているものを選ぶ。
包丁で根元に「十字」の切り込みを入れると、洗ったときに根元の泥が落ちやすく、茹でると熱が通りやすくなる。

栄養キープの保存法

保存するときはキッチンペーパーなどに包み、ポリ袋に入れて冷蔵庫へ。1週間。茹でて冷凍保存もOK。保存期限は1か月。

栄養*data*

ほうれん草（生）

- エネルギー……20kcal
- カリウム………690mg
- カルシウム………49mg
- ビタミンA（β-カロテン）……………………4200μg
- ビタミンC………35mg

《栄養を捨てない調理のコツ》

赤い根元もムダなく活かす

ほうれん草は根元にもミネラルのマンガンや、ポリフェノール系の物質を含んでいます。根元も捨てることなく、恵まれた栄養価をそっくりいただきましょう。

1分でビタミンCを守る

ほうれん草を長時間加熱すると、豊富に含まれるビタミンCを大きくロスします。茹でるなら根元と茎から熱湯に入れて30秒、その後に葉まで入れて約30秒、合計1分の茹で時間に。茹でてカサが減ると量を食べられるので食物繊維もたくさんとれます。

アク抜きは水にさらすだけ

アクが気になる方は茹でた後に水にさらしてください。シュウ酸というアクの成分は水溶性のため、これでアクを減らせます。

栄養まるごとレシピ

旨みと甘みがいっぱい

ほうれん草のオイル蒸し

材料（2人分）

- ほうれん草 …… 1束
- 塩……… 小さじ1/2
- オリーブオイル …………… 大さじ1
- 水………… 大さじ1

1 ほうれん草は根元に十字の切り込みを入れて、洗って泥を落とし、食べやすい長さに切る。

2 フライパンにほうれん草を入れ、塩、オリーブオイル、水を回し入れる。ふたをして、中火で3分蒸して最後にさっと混ぜる。

Vegetable

みずな

酸の力を借りてカルシウムの吸収率をアップ

軽い歯ごたえが特徴の水菜は、京都原産の緑黄色野菜で京菜とも呼ばれています。β-カロテンやビタミンC、Eを豊富に含むので、生活習慣病の予防効果が期待できます。鉄やカリウムといったミネラルも多く、とくにカルシウムの含有量が豊か。体内での吸収率が低いカルシウムですが、クエン酸などの酸の力を借りれば効率よく摂取できます。

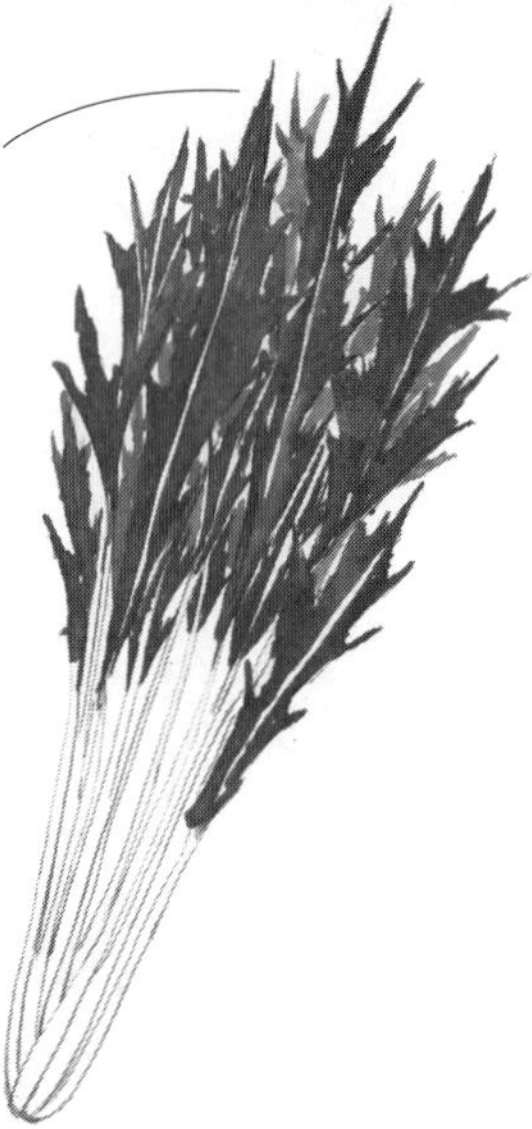

選ぶときは葉が鮮やかな緑色で、葉先までピンとハリのあるものを。茎のみずみずしさも要チェック。

栄養キープの保存法

乾燥させると鮮度が落ちるので、キッチンペーパーに包んでからポリ袋に入れて冷蔵庫へ。3～4日。冷凍保存するときは、あらかじめ使いやすい長さに切って冷凍用保存袋へ。凍ったままスープや炒めものなどに。保存期限は1～2か月。

栄養data

みずな(生)

- エネルギー …………… 23kcal
- カリウム …………… 480mg
- ビタミンA（β-カロテン） 1300μg
- ビタミンK …………… 120μg
- ビタミンC …………… 55mg

≪ 栄養を捨てない調理のコツ ≫

さっと茹でて ビタミンCと食感を守る

みずなは生でもおいしいですが、茹でるとカサが減って量を食べられます。ただし、茹で過ぎには注意です。ビタミンCが減るうえに、あのシャキシャキ感もなくなります。茹で時間は20秒程、お湯にくぐらせるイメージで。すぐに水にさらして絞ります。

酸の力でカルシウムを引き出し吸収

レモンに含まれるクエン酸には、カルシウムを引き出す作用があります。みずなと組み合わせ、吸収率の悪いカルシウムを上手にとり込みましょう。

カルシウムたっぷりのレシピにするなら、どちらもカルシウム豊富な水菜とチーズの組み合わせもいいです。サラダにパルメザンチーズをかけるのもおすすめ。

栄養まるごとレシピ

みずなはさっと火を通してシャキッと

みずなと鶏の塩レモン鍋

材料（1人分）

- みずな…………… 1/2束
- 鶏手羽元…………… 3本
- 鶏がらスープの素(顆粒)…………………… 大さじ1
- 水…………………… 400ml
- レモン汁……… 大さじ1
- 塩…………… ひとつまみ
- あらびきこしょう… 適量

1. 鶏手羽元は塩をもみ込む。みずなは洗って根元を落とし、食べやすい長さに切る。
2. 鍋に水を入れ、鶏肉を入れて火にかける。煮立ったら鶏がらスープの素とレモン汁を加え、10分煮る。
3. みずなを入れてさっと火を通し、あらびきこしょうをふる。

Vegetable

イライラを鎮める

みつば

みつばは皮膚の健康や視力の維持に役立つβ-カロテンのほか、ビタミンKやカリウムなどを豊富に含んでいます。

独特の爽やかな香りにはイライラを鎮め、食欲を増進させる成分が含まれています。細かくするほど香りが立ち、栄養効果も上がります。脂溶性のβ-カロテンとビタミンKは、炒めものなど油を使った調理で栄養が生きてきます。

全体の緑色が濃く、鮮やかなものを選ぶ。葉が黄ばんでいるのは鮮度が悪い証拠。

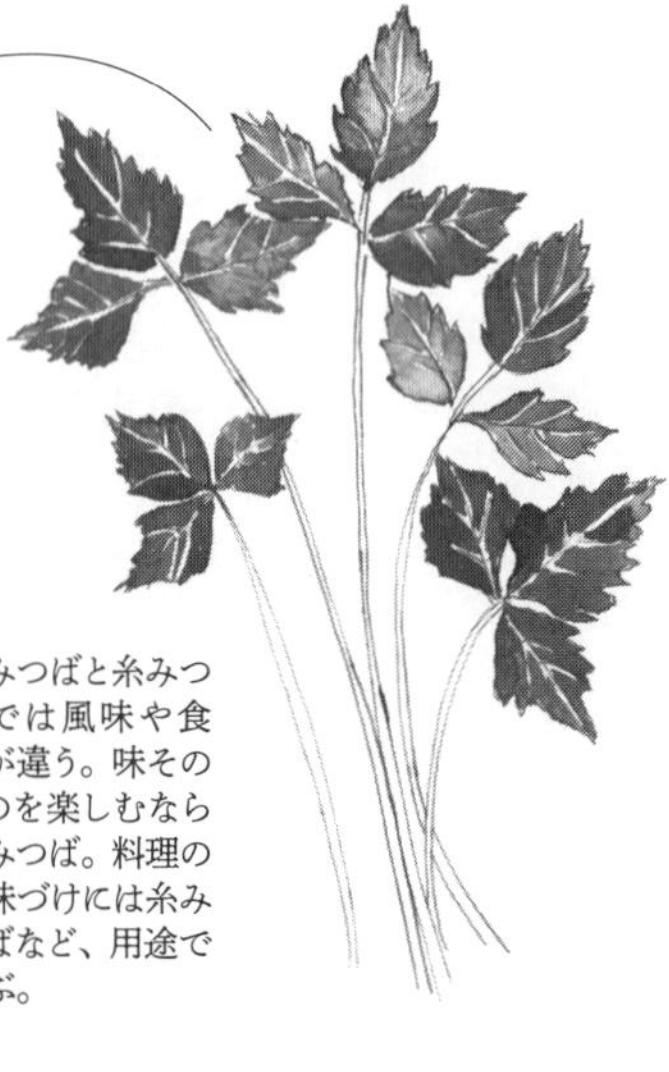

根みつばと糸みつばでは風味や食感が違う。味そのものを楽しむなら根みつば。料理の風味づけには糸みつばなど、用途で選ぶ。

栄養キープの保存法

保存するときは、ぬれたキッチンペーパーで全体を包み、ポリ袋に入れて冷蔵庫へ。保存期限は1週間。

栄養data

みつば（生）

- エネルギー…… 18kcal
- カリウム……… 640mg
- ビタミンA（β-カロテン）…………………… 720μg
- ビタミンK……… 63μg

《栄養を捨てない調理のコツ》

細かくカットして香りと栄養を引き立てる

みつばは香り豊かな食材です。香りを楽しみつつ、栄養も効率よくとれる調理をしましょう。細胞を壊すように細かくカットするほど、香り成分の栄養と香りが生きてきます。葉はみじん切りにして、風味豊かな薬味にするなどいかがでしょうか。

油を含む食材と組み合わせて脂溶性の栄養をたっぷり

β-カロテンやビタミンKなど、脂溶性の栄養素は油に溶け出す特性があります。油と組み合わせた調理方法で、栄養をとりましょう。

脂質が豊富なごまを使った「ごま和え」などもそのひとつ。肉の脂が溶け出す、水炊きなどの鍋物に入れるのもいいでしょう。

栄養まるごとレシピ

熱湯にくぐらせて食感を残して

みつばのごま酢和え

材料（2人分）

- みつば………… 1束
- 酢、砂糖、醤油………… 各小さじ2

1. みつばは熱湯にさっとくぐらせる。冷水にとって水気を絞り、4cmの長さに切る。
2. ボウルに調味料を混ぜ合わせ、みつばを加えて和える。

Vegetable

もやし

ひげ根は残して食物繊維とビタミンをキープ

もやしは95％以上が水分で、栄養価が高い食品とはいえません。しかし、エネルギー代謝に関わるビタミンCやB_1、発育に欠かせない葉酸など、大切な栄養素を含んでいます。

一般に出回っているのは緑豆もやし、ブラックマッペもやし、大豆もやしの3種類。なかでも大豆もやしは、たんぱく質やビタミンB群などを豊富に含みます。

色が白くてハリがあり、全体にみずみずしいものを選ぶ。袋に水が出ていたり、豆が開き過ぎているものは鮮度が劣る証拠。
緑豆もやしは茎がやや太め。ブラックマッペもやしは茎が少し細め。豆つきが大豆もやし。

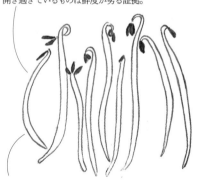

栄養キープの保存法

もやしは鮮度が落ちやすい野菜。とくにビタミンCがどんどん失われていくので、買ったその日に調理するのが賢明。

栄養data

大豆もやし（生）

- エネルギー……37kcal
- 水分……92.0g
- ビタミンB_1……0.09μg
- 葉酸……85mg
- ビタミンC……5mg

《 栄養を捨てない調理のコツ 》

食物繊維の多いひげ根もそのまま調理

食感が悪いなどの理由で、取り除かれることの多いひげ根の部分。ここには生活習慣病や便秘予防に役立つ食物繊維が多く含まれています。また、ひげ根をとったところからは、ビタミンCなどの栄養も流れ出やすくなります。そのまま食べて栄養のロスを少なくしましょう。

短時間で熱を通す

ビタミンCなどの熱に弱い栄養を守るため、もやしを加熱するときは短時間で。茹でるときはさっと火を通す程度。炒めは強火で一気に。また、低カロリーなもやしの特性を活かすなら、同じ低カロリーのきのこ類や海藻類と食べ合わせれば、ヘルシーな献立にできます。

栄養まるごとレシピ

レンジでシャキシャキ感を残して

ピリ辛もやし

材料（作りやすい分量）

- もやし………… 1袋
- 豆板醤《トウバンジャン》…… 小さじ1
- 醤油……… 小さじ2

1 もやしは、電子レンジ(600W)で3分加熱する。

2 水気を切り、豆板醤、醤油を入れて混ぜる。

Vegetable

コレステロールを下げる ぬめりを活かす

モロヘイヤ

アラビア語で「王様の野菜」が、その名の語源です。絶世の美女クレオパトラも、そのスープを好んでいたとか。

β-カロテンやビタミンC、E、B群のほか、カルシウムなどのミネラルも豊富に含まれ、スタミナや美容効果の高い食材です。独特のぬめり成分には、胃の粘膜を守る働きや、コレステロールの上昇を抑える作用もあります。

栄養キープの保存法

キッチンペーパーなどに包んで乾燥を防ぎ、ポリ袋に入れて冷蔵庫へ。2～3日。鮮度が落ちると硬くなるので、使い切れないときは早めに茹でて冷凍保存がおすすめ。茹でた後は水気をきり、使いやすく小分けにしてラップ＆冷凍用保存袋へ。保存期限は1か月。

栄養data

モロヘイヤ（生）

- エネルギー …… 38kcal
- カリウム ……… 530mg
- ビタミンA（β-カロテン） …………………… 10000μg
- ビタミンK …… 640μg
- 葉酸 …………… 250μg

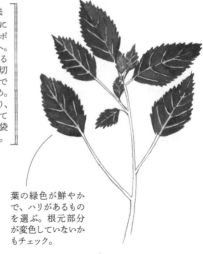

葉の緑色が鮮やかで、ハリがあるものを選ぶ。根元部分が変色していないかもチェック。

≪ 栄養を捨てない調理のコツ ≫

やまいもと合わせて胃にやさしい献立に

モロヘイヤのぬめり成分がもつ、胃を保護する効果をより高めましょう。食べ合わせるのはやまいも。やまいもに含まれるムチンというねばり成分には、胃の粘膜を保護して胃潰瘍などを予防する作用があります。ふたつの食材を上手に取り入れれば、胃をいたわる献立になります。

茎も捨てずに豊かな栄養をムダにしない

廃棄しがちな茎の部分も、細かく刻めば食べやすくなります。葉と一緒にスープにしたり、茹でておひたしにしたり。加熱を最小限にすれば、モロヘイヤの恵まれた栄養をたっぷりとれます。

栄養まるごとレシピ

ご飯がサラサラすすむ

モロヘイヤの白出汁漬け

材料（作りやすい分量）

- モロヘイヤ …… 1束
- 白出汁…… 大さじ1
- 水………… 大さじ2

1 モロヘイヤは葉をとり、熱湯で1分茹でる。水にさらして水気を絞り、細かく刻む。

2 ボウルに白出汁と水を混ぜ合わせ、モロヘイヤを加え混ぜる。

Vegetable

ちぎって栄養のロスと変色を防ぐ

レタス

レタスの90%以上は水分で、栄養が豊かな野菜とはいえません。食物繊維が比較的多く、わずかにβ-カロテンやビタミンC、カルシウムなども含んでいます。

レタスにはいくつか種類があり、栄養価が高いのはサニーレタスなどのリーフレタス。葉の赤い部分に抗酸化作用のあるポリフェノール系の物質が豊富で、熱にも強いので調理法を気にせず栄養がとれます。

栄養キープの保存法

保存するときはキッチンペーパーなどに包み、ポリ袋に入れて冷蔵庫へ。保存期限は1～2週間。50℃のぬるま湯にまるごと1分30秒ほどつけると、保存中の傷みが少なくなる。根元の丸い断面に小麦粉を塗ると、水分の蒸発がセーブされ保存中も傷みにくくなる。

栄養*data*

レタス(生)

・エネルギー	12kcal
・水分	95.9g
・カリウム	200mg
・カルシウム	19mg
・ビタミンA(β-カロテン)	240μg
・ビタミンC	5mg

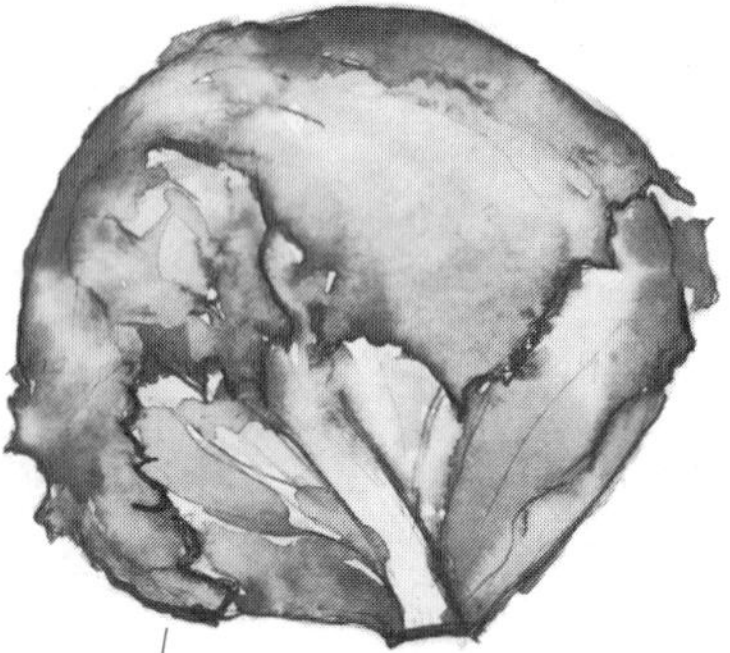

全体が楕円の形をして、芯の切り口がみずみずしいものを。

《 栄養を捨てない調理のコツ 》

トマトと合わせて抗酸化作用をアップ

リーフレタスに豊富なポリフェノール系の物質は、抗酸化作用をもっています。熱にも強いので、豚肉やトマトと炒めものなどが合います。トマトに含まれるリコピンやβ-カロテンの抗酸化作用との相乗効果で、風邪予防や美肌効果が期待できます。

包丁で切ると栄養が流出

レタスは手でちぎるか、セラミックの包丁などでカットしましょう。ステンレスなど金属製の包丁で切ると繊維が断ち切られてしまい、そこから栄養が流出します。また、切り口の酸化も進んで変色し、見た目にもマイナスです。

栄養まるごとレシピ

海苔とごまが香ばしい

レタスと海苔のサラダ

材料（2人分）

- ▶ レタス……… 1/2個
- ▶ 海苔全形……… 2枚
- ▶ Ⓐ
  - ごま油… 大さじ1/2
  - 白ごま…… 大さじ1
  - 醤油……… 小さじ2
  - 砂糖……… 小さじ1

1 レタスは洗って手でちぎる。Ⓐは混ぜ合わせておく。

2 ボウルにレタス、Ⓐ、ちぎったのりを加えて混ぜる。

Vegetable

水にさらすときは短時間で
れんこん（ハス）

れんこんの主成分となっているでんぷんは、いも類や穀類に多く含まれている炭水化物の仲間です。エネルギーの生成やリラックス効果、整腸作用などの働きがあります。ビタミンCや食物繊維も豊富です。

　さらに、れんこんはポリフェノールの一種で、抗酸化作用のあるタンニンを含みます。水溶性のタンニンは、水につけ過ぎると流出するので注意しましょう。

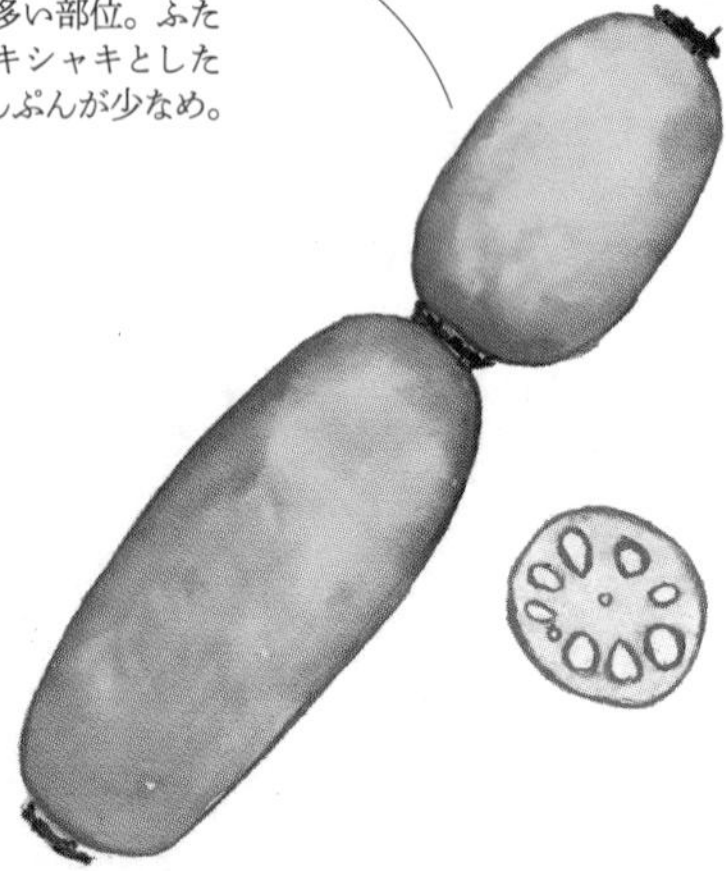

れんこんのひと節目はいものようなホクホク感があり、でんぷんが多い部位。ふた節目はシャキシャキとした食感で、でんぷんが少なめ。

栄養キープの保存法

キッチンペーパーなどに包んで水分をカット。さらにラップで乾燥を防いで冷蔵保存。保存期限は1週間。

栄養*data*

れんこん（生）

- エネルギー … 66kcal
- カリウム …… 440mg
- リン ………… 74mg
- ビタミンC … 48mg

《 栄養を捨てない調理のコツ 》

汁ごと食べて栄養をキープ

れんこんに含まれるビタミンCやカリウム、タンニンなどは、水に溶けやすい水溶性の栄養素です。水につける時間を極力短くして、成分のロスを少なくしましょう。タンニンによる黒ずみ防止で酢水にさらすときも2～3分ほどでOK。

味噌汁やスープなど、汁ごと食べられるレシピがおすすめ。これなら溶け出した栄養もムダになりません。

食物繊維のW効果でおなかを快調に

れんこんには腸の働きを活発にする不溶性の食物繊維が豊富です。その整腸作用をさらに促すなら、水溶性の食物繊維を多く含む食材とのマッチングが効果的。わかめと煮ものにしたり、デザートにフルーツを添えるのもいいでしょう。

栄養まるごとレシピ

あとをひく甘酸っぱさ。作り置きにも

れんこんの甘酢煮

材料（作りやすい分量）

- れんこん …… 400g
- Ⓐ
  - 酢………… 大さじ2
  - しょうが … 大さじ1
  - 砂糖…… 大さじ1/2
  - みりん … 大さじ1/2
  - 水…………… 100ml
- サラダ油 … 大さじ1/2

1. れんこんは2cm程度の半月切りにする。水にさらし、水気をよく拭き取る。Ⓐの調味料をすべて混ぜ合わせておく。
2. フライパンにサラダ油を入れて熱し、れんこんを並べて中火で両面を2分ずつ焼く。
3. Ⓐを加えて、15～20分程度、汁気が飛ぶまでふたをして蒸し煮する（途中で裏返す）。

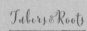

Tubers & Roots

いも類

「栄養を活かす」調理法&食べ合わせ

いも類はビタミンCやカリウム、糖質などを多く含み、

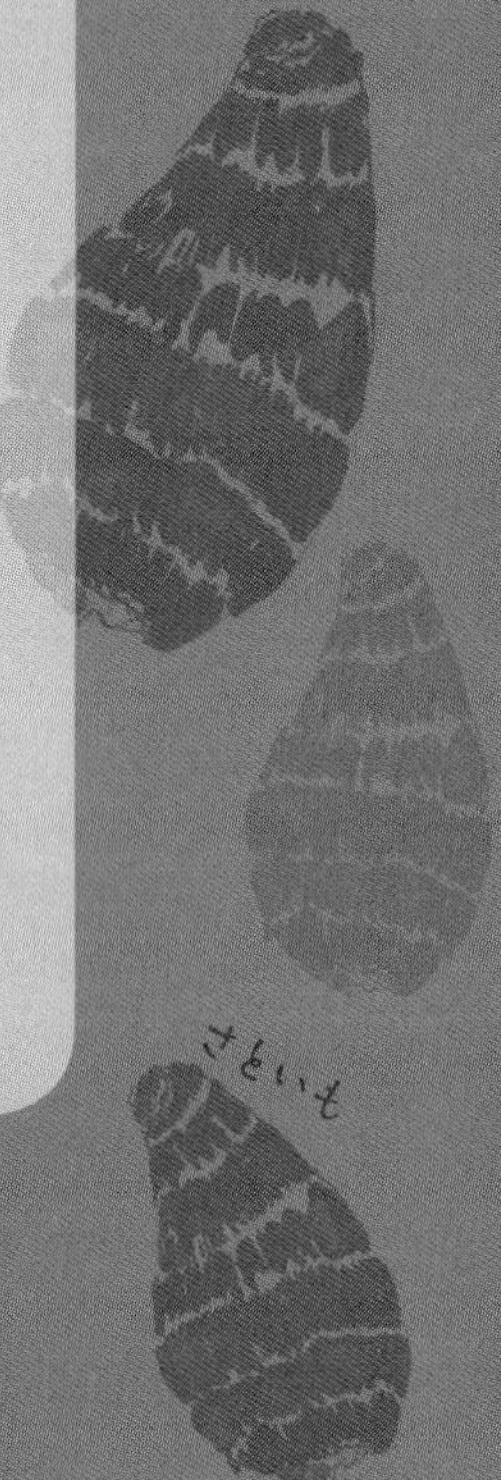

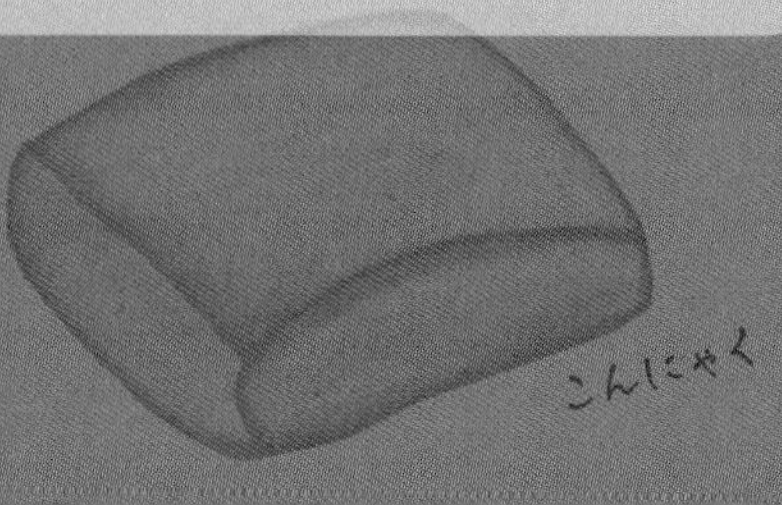

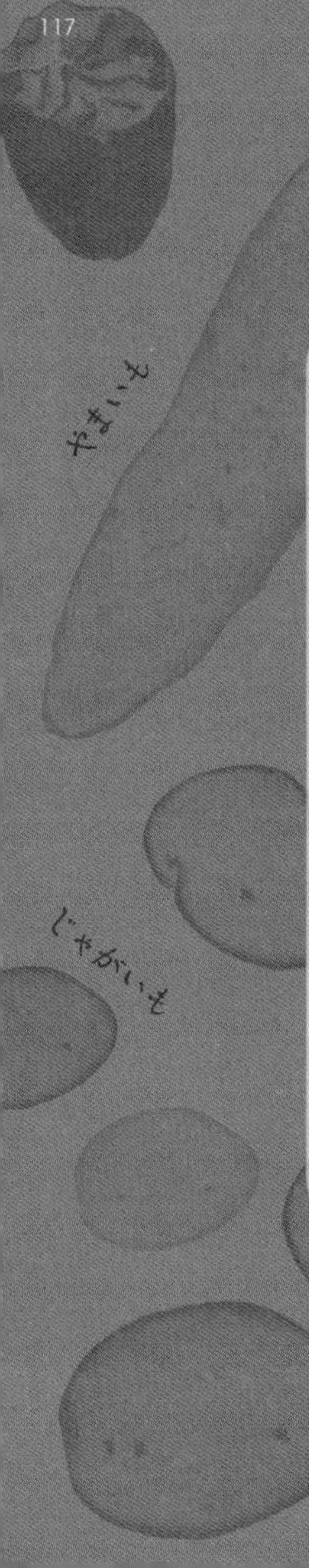

栄養価に優れた食材です。
恵まれた栄養をムダなく活かしましょう。
たとえば、さといものぬめり成分には
ダイエット効果が期待できるので
洗い過ぎないようにしてください。
やまいものねばり成分は、
たんぱく質と好相性。
たまごや鶏肉と食べ合わせると
栄養効果がアップします。

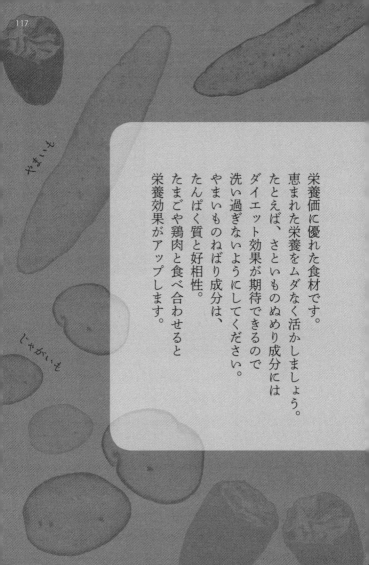

Tubers & Roots

腸内環境を整える
こんにゃく

こんにゃくはサトイモ科のこんにゃく芋という植物の球茎を加工したものです。カルシウムやカリウムも含みますが、成分のほとんどは水分です。

注目したいのは、水溶性の食物繊維・グルコマンナン。腸内で水に溶けるとゲル状になり、腸内の老廃物をからめ取り環境を整えます。さらに、コレステロール値の上昇を抑えるなど、生活習慣病の予防効果も。

特有のくさみを抜くなら、2～3分下茹でをしてから調理。このひと手間で味がしみ込やすくなり、歯ごたえもアップ。

栄養キープの保存法

開封後は、器に水をはり、こんにゃくを入れて冷蔵庫で保存。保存期限は3～4日。

栄養 data

こんにゃく（板こんにゃく）
- エネルギー………5kcal
- 炭水化物（食物繊維）……………………2.2g
- カリウム…………33mg
- マグネシウム… 2mg
- リン……………… 5mg

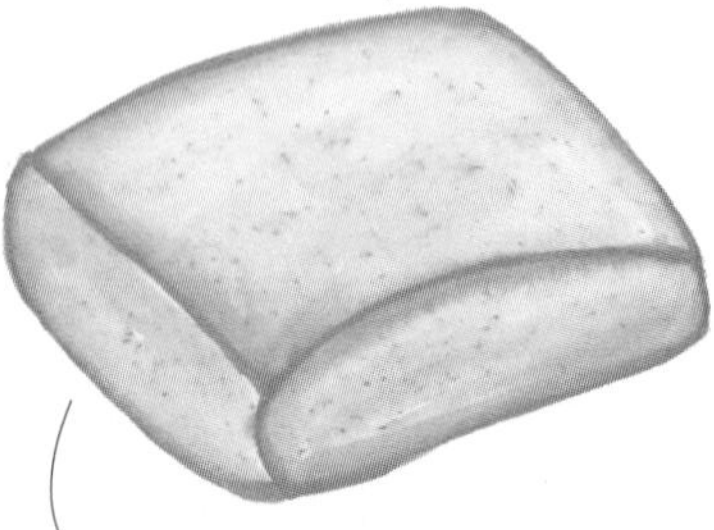

栄養価はしらたきよりも、こんにゃくのほうが高い。比較すると断面の大きなしらたきは、茹でると栄養もロスしやすい。

こんにゃくの食物繊維が乳酸菌を腸に届けてくれる

こんにゃくに多く含まれるグルコマンナンは、腸の活動を活発にして腸内環境を整えます。この特性を活かして、腸にやさしい乳酸菌を効率よく取り入れれば、相乗効果でおなかの調子もよくなります。

こんにゃくにキムチや味噌などの発酵食品を合わせてはいかがでしょうか。茹でたこんにゃくに甘辛い味噌をのせた「味噌田楽」は、古くから親しまれてきた料理ですが、理にかなった一品といえます。

食べ過ぎ防止に

こんにゃくは低カロリーながら歯ごたえがあり、噛むことで満腹感を与えてくれます。料理のかさましなどに使うことで、食べ過ぎ防止に役立ちます。

栄養まるごとレシピ

短時間で味がしみ込む

こんにゃくのおかかまみれ

材料（4人分）

- こんにゃく …… 1枚
- ごま油 … 大さじ1/2
- 醤油……… 大さじ2
- みりん …… 大さじ2
- 削り節
  …… 軽くひとつかみ

1 こんにゃくをフライパンで乾煎りし、水分がとんだらごま油を入れてからめ、醤油、みりんを加えて、汁気を飛ばしつつ全体にからめる。

2 削り節を加えて混ぜる。

Tubers & Roots

皮ごと使って、目の疲れや冷えとりに

さつまいも

さつまいもには肌の健康を保つビタミンCや、塩分の排出の役割があるカリウム、食物繊維が含まれています。

さつまいものビタミンCは細胞に守られているため、加熱しても失われません。一度に食べる量を考えれば、その補給源としてフルーツよりもすぐれています。

皮には目の疲労回復などに効果がある色素のアントシアニンが含まれます。

さつまいもの旬は9月～11月頃。ほっこりした甘みが万人受けする秋の味覚の代表格。育てやすいことから、広い地域で栽培されている。

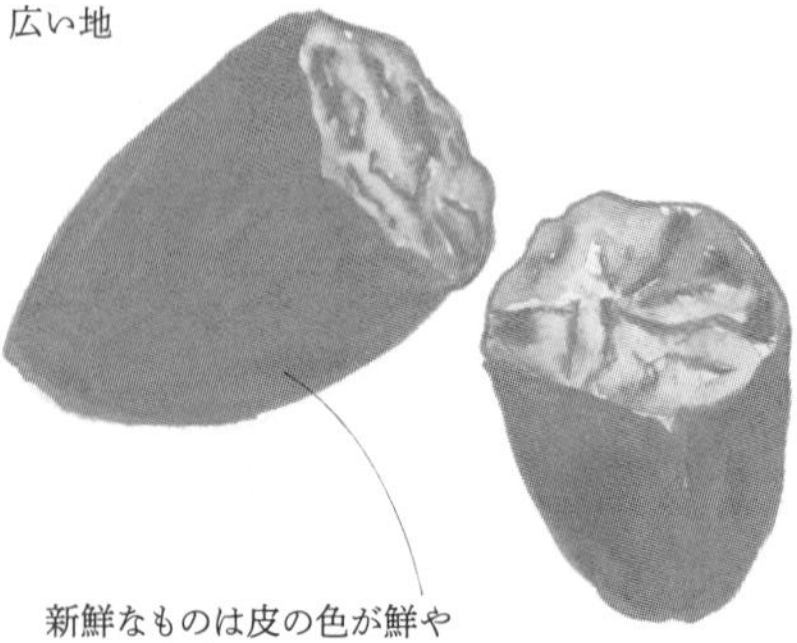

新鮮なものは皮の色が鮮やかで、全体にふっくらとしている。表面にでこぼこや傷がなく、手にとって重みのあるものを選ぶ。

栄養キープの保存法

保存は新聞紙に包んで常温で。保存期限は1か月。

栄養 *data*

さつまいも（生）

- エネルギー…… 140kcal
- 炭水化物（食物繊維）…… 2.8g
- カリウム …… 380mg
- ビタミンC …… 25mg

《 栄養を捨てない調理のコツ 》

皮ごと調理で
アントシアニンを摂取

さつまいもの皮には、なすやブルーベリーと同じ、アントシアニンという紫色の色素が含まれています。さらにビタミンやミネラルも含むので、皮はむかずに調理するのがベター。

輪切りにして味噌汁に入れたり、皮つきの千切りにしてきんぴらなどに。

栄養吸収率抜群！
アミラーゼが活性化する温度

さつまいもに含まれるアミラーゼは、でんぷんをブドウ糖に分解する消化酵素。栄養の吸収をスムーズにして、健康な体づくりをサポートします。このアミラーゼは60～70度の温度で活性化するといわれます。

栄養まるごとレシピ

電子レンジの解凍機能を使って、
ほっくり甘い焼きいも

レンジで焼きいも

材料

▶ さつまいも……………… 1本

1 さつまいもを水で湿らせ、まるごとラップして電子レンジ(600w)で表、裏をそれぞれ1分加熱する。

2 解凍または200wで表、裏をそれぞれ7分加熱する。

3 様子を見ながら、加熱時間を足す。

Tubers & Roots

肥満の予防・改善に役立つ ぬめり成分

さといも

さといもは、主成分のでんぷんのほか、カリウムや食物繊維、ビタミンB_1などが豊富。水分も多く含むのでいも類の中ではカロリーが低く、意外ですがダイエット食にも向いています。

さといものぬめりに含まれるガラクタンは、コレステロール値の上昇を抑えたり中性脂肪を減らす働きがあります。ぬめりを流出させない調理で栄養をキープします。

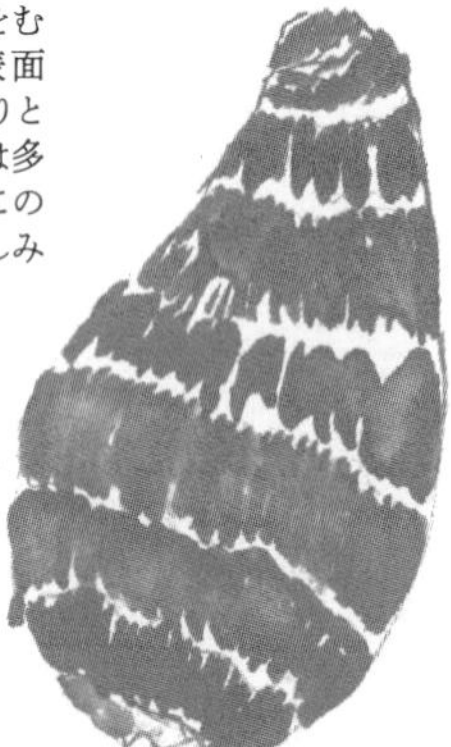

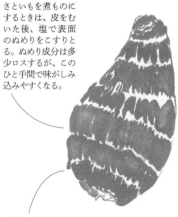

さといもを煮ものにするときは、皮をむいた後、塩で表面のぬめりをこすりとる。ぬめり成分は多少ロスするが、このひと手間で味がしみ込みやすくなる。

さといもは乾燥を嫌うので、できるだけ泥つきのものを選ぶ。ひび割れなどがなく、皮がしっとりしているものが新鮮。洗ってあるものは早めに使う。

栄養キープの保存法

乾燥を防ぐため、1個ずつキッチンペーパーで包み、風通しのよい涼しいところ、冷蔵庫の野菜室へ。1か月。冷凍する場合は、1個ずつラップで包む。保存期限は1か月。

栄養data

さといも(生)

- エネルギー…… 58kcal
- 炭水化物(食物繊維)…… 2.3g
- カリウム……… 640mg
- マグネシウム …19mg
- ビタミンB_1……0.07mg

ぬめりを残して肥満予防

さといものぬめり成分のガラクタンは、人の消化酵素では分解できないため、脂肪にならずに体外へ排出されます。量を食べても脂肪になりにくいため、肥満予防やダイエット効果も期待できそうです。

ぬめりを落とさないように、皮つきのまま蒸すなどがおすすめです。

食物繊維の相乗効果でおなか快調

さといものぬめりには、ムチンという成分も含まれます。これは水溶性の食物繊維で、胃の粘膜を守り、消化吸収を助ける働きなどがあります。この作用をさらに強化するなら、きのこ類や豆類など、不溶性の食物繊維が豊富な食材と食べ合わせましょう。便秘解消などに役立ちます。

栄養まるごとレシピ

蒸すだけでおいしい。
皮もつるんとむけます

蒸しさといも

材料（作りやすい分量）

▶ さといも …… 適量

1 さといもは洗う。

2 水を入れた蒸し器にさといもをのせる。

3 ふたをして火にかけ、蒸気が出始めてから20～30分蒸す。

Tubers & Roots

加熱してもビタミンCが壊れない
じゃがいも

じゃがいもはビタミンCに恵まれた野菜のひとつです。しかも、じゃがいもに含まれるビタミンCはでんぷんに守られているため、熱にも強いという特性があります。炒める、煮る、揚げるなど、さまざまな調理法で豊かな栄養を引き出しましょう。

収穫からの時間が短いほどビタミンCの含有量が多いので、新じゃがにはとくに豊富です。

栄養キープの保存法

保存するときは新聞紙に包んで冷暗所で。りんごと一緒に保存すると、りんごが出すエチレンガスにより、じゃがいもの芽が出るのを防いでくれる。保存期限は3か月。

栄養 *data*

じゃがいも（生）
- エネルギー … 70kcal
- 炭水化物（食物繊維）…… 9.8g
- カリウム …… 420mg
- マグネシウム … 19mg
- ビタミンC … 28mg

じゃがいもの主成分はでんぷんだが、カロリーは米の半分ほど。意外に低カロリーな食材。

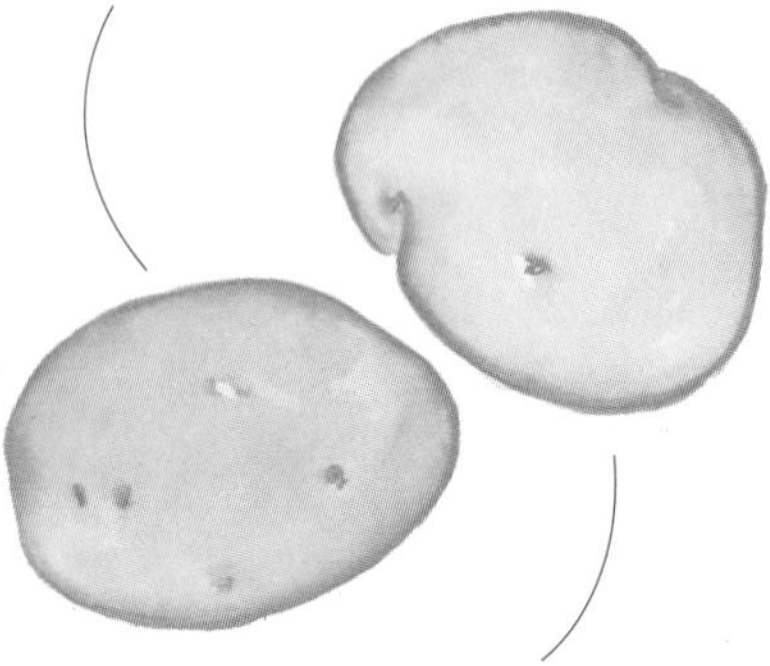

表面に傷やシワがなく、なめらかでハリのあるものを選ぶ。皮が薄いことも大切。

ビタミンC＋たんぱく質で美肌効果

じゃがいもに豊富なビタミンCは、髪や肌をつくるたんぱく質の一種、コラーゲンの生成を助ける働きがあります。たんぱく質を多く含む食品と食べて効果を上げましょう。たとえば、鶏肉はコラーゲンが多く、高たんぱく低カロリー。相性抜群です。

皮ごと味わうレシピに

じゃがいもの栄養分の約20％は皮の部分に含まれています。レシピにもよりますが、できれば皮ごと食べて栄養のロスを抑えたいものです。ただし、じゃがいもの芽は有害で、食べるとソラニンという毒素で中毒を起こします。皮が緑色に変色していたら、その近くにソラニンあり。皮を厚めにむいて取り除いてください。

栄養まるごとレシピ

ビタミンCをたっぷり補給

じゃがいもとベーコンのこっくり煮

材料（4～5人分）

- ▶ じゃがいも …… 中4個
- ▶ ベーコン ………… 2枚
- ▶ 醤油………… 大さじ2
- ▶ 砂糖………… 大さじ2
- ▶ 水………… 300ml
- ▶ オリーブオイル …大さじ1/2
- ▶ ドライパセリ、あらびきこしょう… 適量

1 じゃがいもはよく洗い、皮つきのまま食べやすい大きさに切る。

2 フライパンにオリーブオイルを入れて中火で熱し、ベーコンを炒める。ベーコンの脂が出てきたらじゃがいもを加え、さっと炒める。

3 醤油、砂糖、水を加え、煮立ったら落としぶたをして弱火で7～8分煮る。落としぶたをとり、汁気がなくなるまで7～8分煮る。仕上げにドライパセリ、あらびきこしょうをふる。

Tubers & Roots

ねばねばがたんぱく質を効率よく取り込む

やまいも

ながいもや、やまといもなどのヤマノイモ科に属するいも類を総称して「やまいも」と呼びます。栄養成分は共通で、でんぷんのほか、食物繊維やカリウム、疲労回復に役立つアミノ酸の一種、アルギニンも豊富です。

また、さといもと同じく、ねばり成分のムチンも含みます。こちらはたんぱく質の消化吸収をスムーズにする働きがあります。

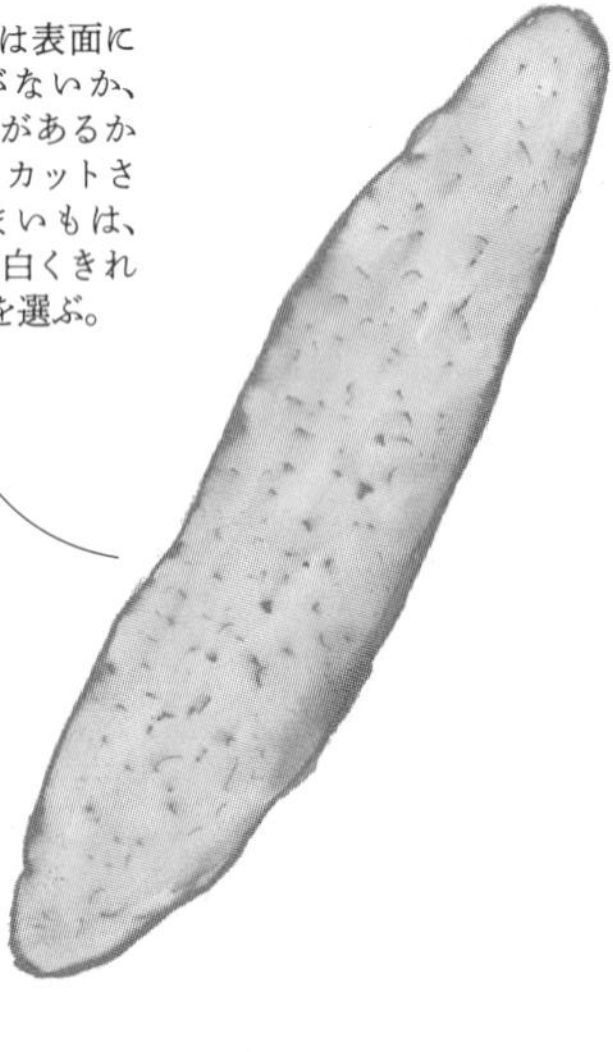

選ぶときは表面に傷などがないか、皮にハリがあるかを確認。カットされたやまいもは、切り口が白くきれいなものを選ぶ。

栄養キープの保存法

まるごと保存する場合は、キッチンペーパー、新聞紙などで二重に包む。さらにポリ袋に入れて冷蔵庫へ。保存期限は2か月。

栄養 *data*

ながいも(生)

- エネルギー … 65kcal
- 炭水化物(食物繊維) …… 1.0g
- カリウム …… 430mg
- カルシウム … 17mg
- ビタミンC …… 6mg

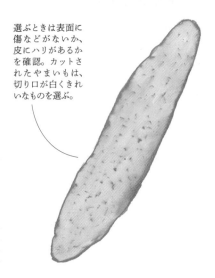

ねばり成分とたんぱく質は好相性

やまいものねばり成分に含まれるムチンには、たんぱく質の消化を助ける働きがあります。卵や鶏肉など、たんぱく質が豊かな食材とやまいもを食べ合わせることで、栄養素の吸収率を高めます。

生食で消化酵素の働きを活かす

やまいもはいも類では珍しく、生でも食べられるのが特徴です。これはやまいもに多く含まれるアミラーゼという消化酵素のおかげ。アミラーゼはでんぷんの消化・吸収を補助するほか、胃もたれや胃潰瘍などを予防する働きもあります。消化酵素は熱に弱いので、栄養効果を得るなら生でいただきたいもの。すりおろして「まぐろの山かけ」や、千切りにして「野菜サラダ」にトッピングなどいかがですか。

栄養まるごとレシピ

おなかにやさしい

豆腐とろろグラタン

材料（1人分）

- ▶ ながいも …… 200g
- ▶ 絹ごし豆腐 … 1/2丁
- ▶ シュレットチーズ ……………… 適量

1. 絹ごし豆腐は水気を切り、食べやすい大きさに切る。ながいもは皮をむいてすりおろす。
2. 耐熱皿に豆腐を並べ入れ、上にながいも、シュレッドチーズをちらす。
3. オーブントースターで、チーズに焼き色がつくまで焼く。

COLUMN 1

野菜の皮にはなぜ栄養が豊富なのか？皮には農薬が残ってない？

野菜や果物の皮には、栄養の豊富なものが少なくありません。普段、皮は食べられないもの、として捨てている人には、意外な話でしょう。

そもそもどうして皮のまわりに栄養が集まっているのでしょうか。

これには諸説があり「寒さや乾燥、虫などの外敵、紫外線の刺激から身を守るため」とか「いちばん外側にある皮が日光を浴びやすく、光合成で多くの栄養分を作る」とか「根菜類は皮のまわりに栄養を集めて葉に届けるため」などといわれています。

すべての野菜や果物の皮が栄養豊富かというと、わずかに栄養成分が多く含まれるくらいだったり、あまり変わらない場合もあります。だいこんやりんごの皮はとくに栄養成分が豊かですが、これは特別な例といえるでしょう。

むしろ私がお伝えしたかったのは、**捨ててしまいがちなところにも栄養が含まれていること、そして中身と同じようにおいしく食べられる**ことです。そして工夫やひと手間で、自然からの恵みをムダなくいただくことにも意味があります。

古くから伝わる食品は、漬け物にしても切り干しだいこんなどの保存食にしても、皮のまま野菜を利用してムダがありません。

野菜の皮を食べるとしても、農薬のことが心配になります。
しかし、これは残留農薬の基準が定められているうえ、検査をするときは、皮つきのまま調べるようです。

気になる場合は、無農薬や減農薬の野菜や果物を選んで買うのもひとつの手です。また、水に浸して洗うことでも、農薬を減らす効果があるとされています。重曹を使って洗う方法もあります。

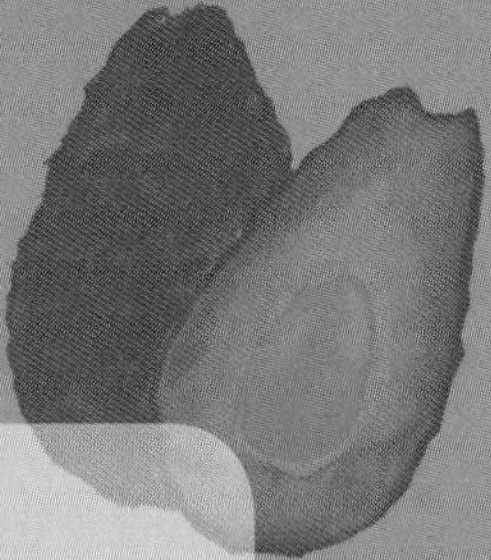

Fruit

果実類

果実類に豊富なポリフェノールを余すところなく

果実類には
ポリフェノールを含むものが多く、

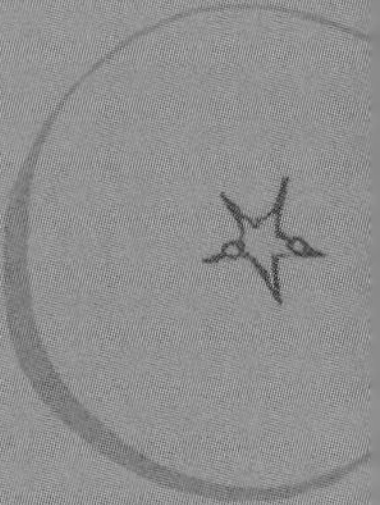

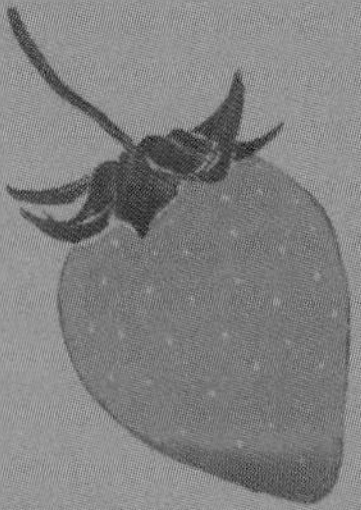

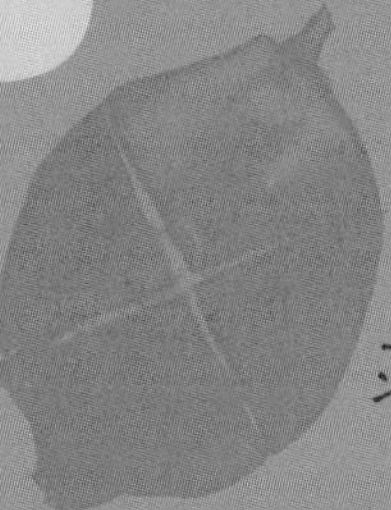

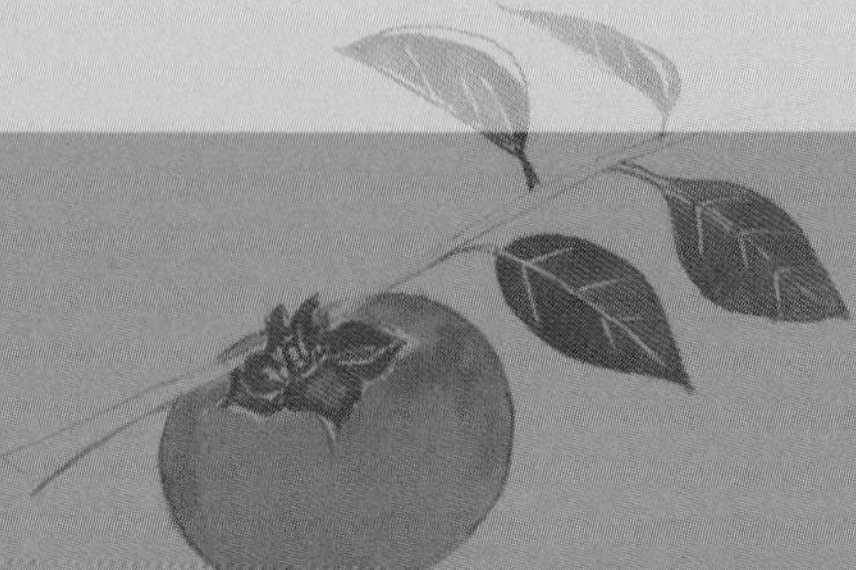

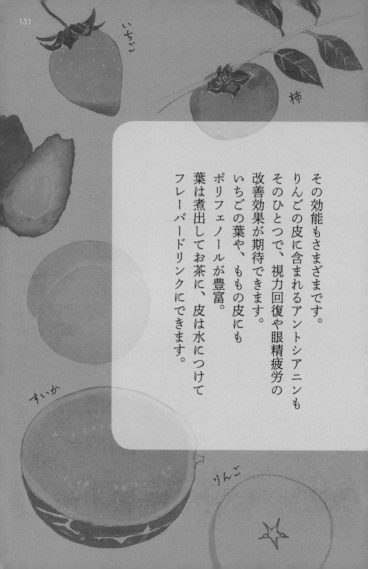

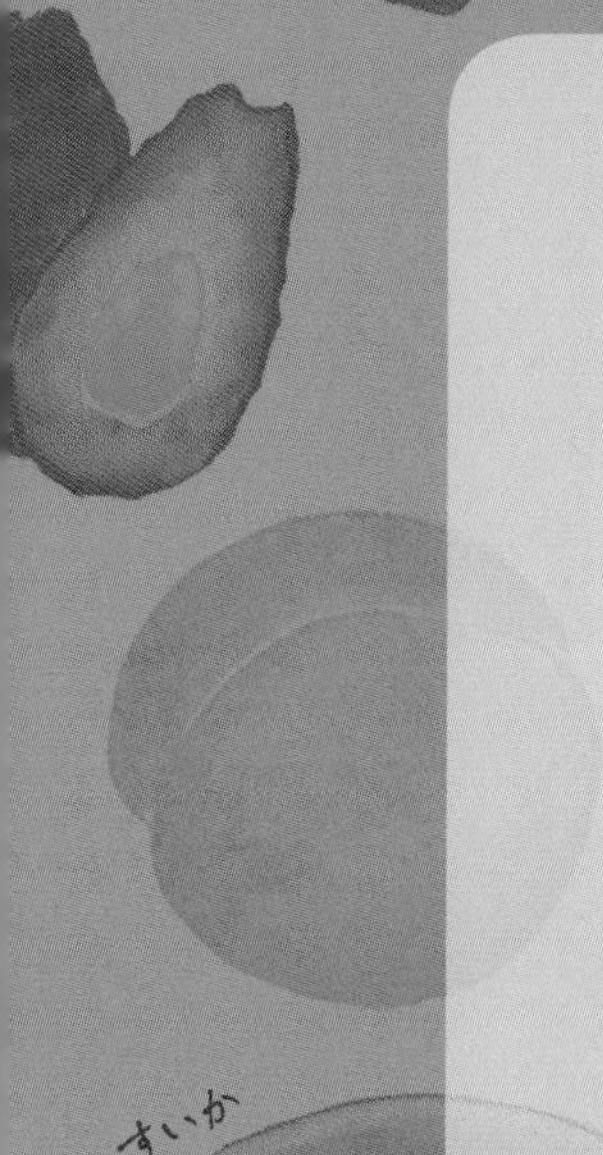

その効能もさまざまです。
りんごの皮に含まれるアントシアニンも
そのひとつで、視力回復や眼精疲労の
改善効果が期待できます。
いちごの葉や、ももの皮にも
ポリフェノールが豊富。
葉は煮出してお茶に、皮は水につけて
フレーバードリンクにできます。

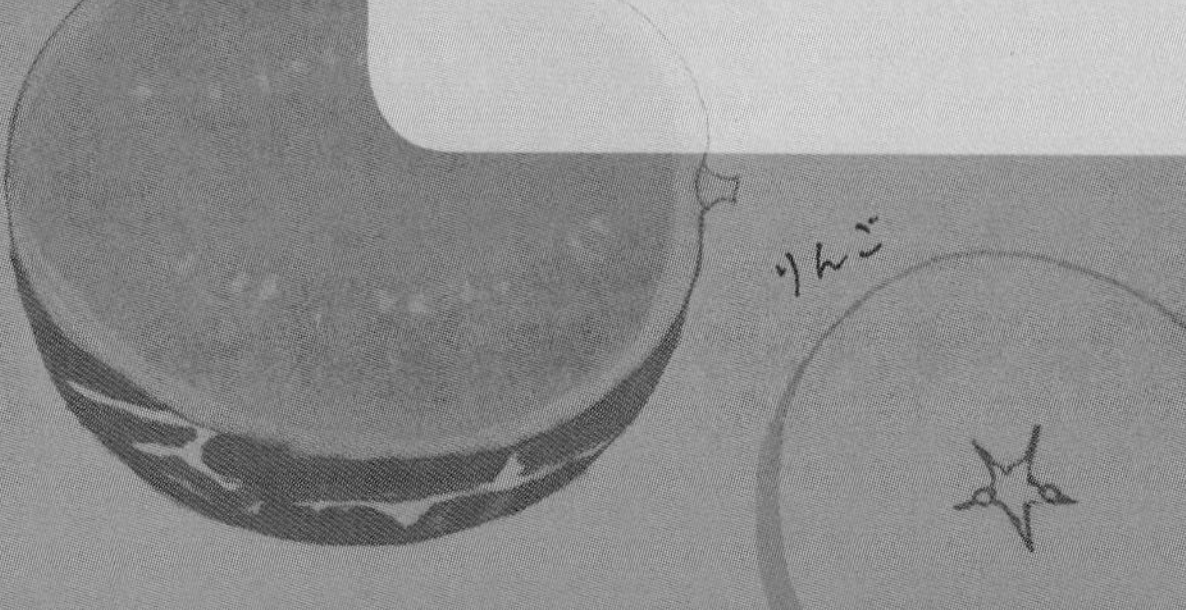

Fruit

すいか

果肉と皮の間は漬け物に

すいかは夏の訪れを感じさせる果物です。その90%以上が水分で、暑い季節の水分補給源としても役立ちます。注目したいのは、ミネラル分のカリウムが豊富なこと。体内の余分な塩分を排出する働きがあり、利尿作用や疲労回復の効果も期待できます。

果肉の赤いものには色素成分のリコピンが含まれ、黄色い果肉のものにはβ-カロテンが豊富です。

すいかのタネにはリノール酸が豊富に含まれている。中国、台湾では、タネを炒って食用にする習慣もある。

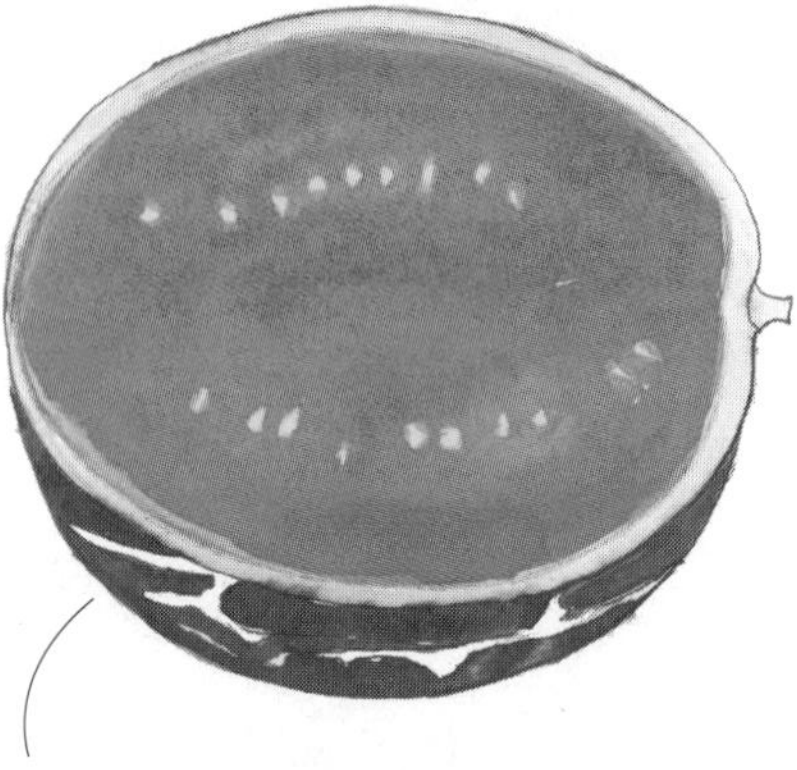

熟したすいかはツルが緑色。また、ツルのつけ根がややくぼんで、その周囲が盛り上がったようになる。選ぶときは、縦に走る濃い緑模様が鮮明なものを。

栄養キープの保存法

常温保存もOK。カットしたものはラップで包んで冷蔵庫へ。保存期限はカット後、2～3日。

栄養data

すいか(生)

- エネルギー…… 37kcal
- 水分 ……………89.6g
- カリウム ……… 120mg
- ビタミンA(β-カロテン) …………………… 830μg

果肉と皮の間はぬか漬けに

すいかの皮と果肉の間にある白い部分には、シトルリンというアミノ酸の一種が含まれています。血行の促進による血圧抑制や、冷えの予防などに作用します。果肉を食べた後は軽く洗って、白い部分だけを切り出します。おすすめは「ぬか漬け」です。

ジュースでリコピンを引き出す

果肉の赤いすいかは、リコピンが豊富。強力な抗酸化作用で血糖値の上昇を抑えるほか、動脈硬化の予防や美肌効果など、さまざまな効能が期待できます。このすぐれた力を引き出すには、リコピンを守っている細胞を壊すように、果肉をなるべく細かくします。ジューサーにかけて、そのままジュースでいただくのも◎。

栄養まるごとレシピ

皮の白い部分をピックアップ

すいかの皮の塩麹漬け

材料

- ▶ すいかの皮… 150g
- ▶ 塩麹……… 大さじ1

1 すいかの皮の一番外側の濃い色の部分を包丁で除く。

2 ポリ袋にすいかの皮と塩麹を入れて揉み込み、一晩漬ける。

Fruit

もも

皮のポリフェノールはフレーバードリンクに

ももには整腸作用のある食物繊維ペクチンのほか、高血圧の予防効果があるカリウム、疲労回復効果があるリンゴ酸やクエン酸などが豊富に含まれています。

特徴的なのは、皮にもカテキンやクロロゲン酸など、ポリフェノールが多く含まれていること。ももの葉も、あせもやかぶれの薬として昔から使われています。

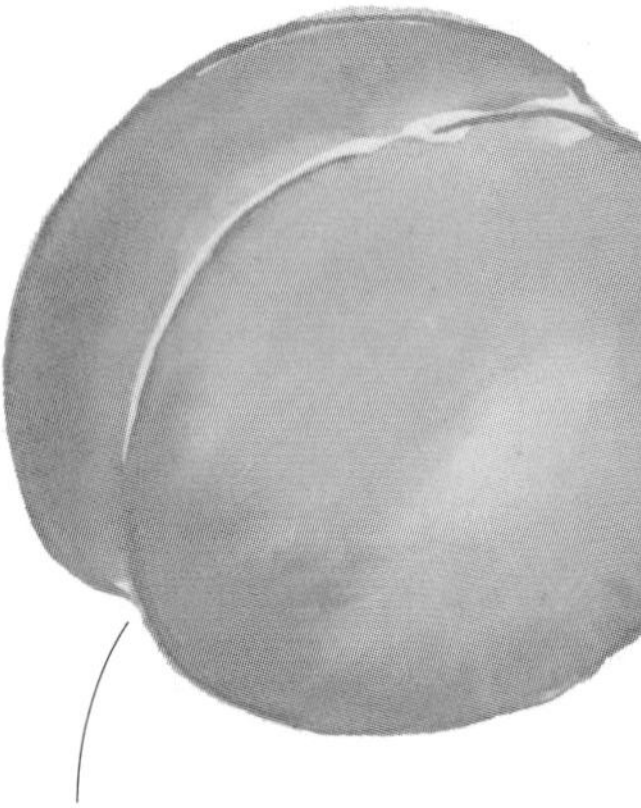

縦に入った割れ目（縫合線）に対して、左右対称のものを選ぶ。全体に色づきの鮮やかなものが熟して食べ頃。

栄養キープの保存法

常温の冷暗所で。保存期限は2〜3日。食べる直前に冷蔵庫へ入れて冷やせば、口あたりがよくなる。

栄養*data*

もも（生）

- エネルギー…… 40kcal
- 水分 ……………88.7g
- カリウム ……… 180mg
- ビタミンC ……… 8mg

≪栄養を捨てない調理のコツ≫

貴重な栄養源がある皮

ももは皮も一緒にまるごと食べられる果物です。皮にはポリフェノールの一種、カテキンやクロロゲン酸が含まれます。カテキンには殺菌作用や、コレステロール値を下げる働きなどがあります。また、クロロゲン酸には脂肪の吸収を抑える働きや、血糖値の抑制効果が期待できます。

皮の香りを活かして フレーバードリンクに

ももの皮の食感には、好き嫌いがあると思います。苦手な方は、皮を水につけて、フレーバードリンクにしてはいかがですか。ほんのり甘いももの香りを楽しみながら、栄養成分も満喫できます。ちなみに、皮の表面のうぶ毛は、布きんなどで軽くこすれば落とせます。

栄養まるごとレシピ

美肌づくりに。デトックスに

ももの皮のフレーバードリンク

材料（作りやすい分量）

- ももの皮 …… 1個分
- 水 …………… 約1L

1 ボトルにももの皮と水を入れて冷蔵庫で冷やす。保存は1～2日。

Fruit

皮に多い食物繊維やポリフェノールを逃がさない

りんご

りんごには有機酸の一種、リンゴ酸が豊富です。これはりんごの酸味に含まれる特有の成分で、疲労回復や殺菌などの効果があります。

注目したいのは、栄養の宝庫ともいえる皮の部分。水溶性食物繊維のペクチンや、リンゴポリフェノール、色素成分のアントシアニンなど、さまざまな効能をもった成分が詰まっています。

りんごを切るときは「スターカット」がおすすめ。切り方は、りんごを横にして、好みの幅に切るだけ。断面の中心部分が星の形に見えることから、こう呼ばれています。

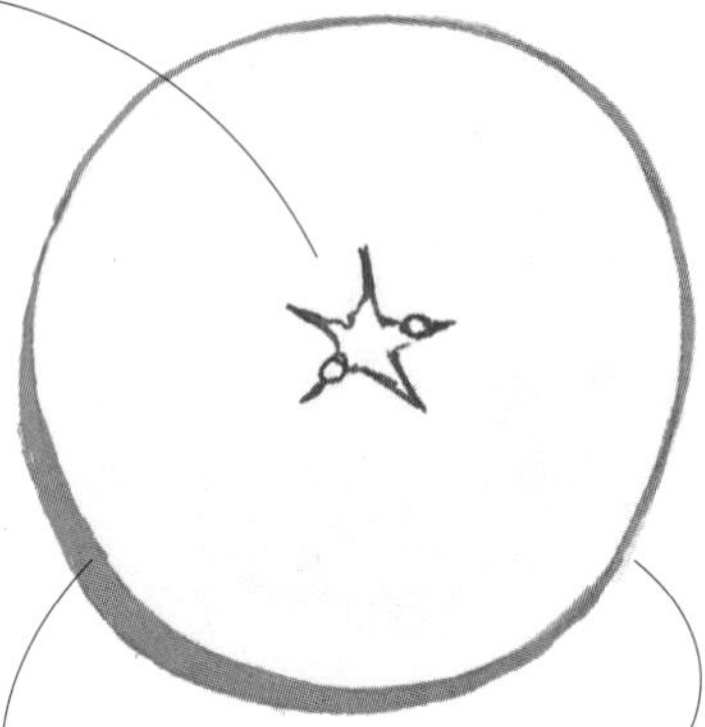

赤りんごは、まんべんなく赤く色づいたものを。青りんごは、色むらがないものを選ぶ。

手にとってずっしり重みがあり、甘い香りがあるかもチェック。

栄養キープの保存法

常温またはポリ袋に入れて冷蔵庫へ。保存期限は2か月。

栄養data

りんご(生)
・エネルギー…… 61kcal
・カリウム ……… 120mg
・ビタミンA(β-カロテン) …………………… 22μg
・ビタミンC ……… 6mg

《 栄養を捨てない調理のコツ 》

皮が脂肪の吸収を抑える

りんごの皮には栄養がぎっしりです。ペクチンは水溶性の食物繊維で、便秘解消やコレステロール値の上昇を抑える働きが期待できます。

また、リンゴポリフェノールには強い抗酸化作用、脂肪の吸収を抑える作用も。りんごはダイエットの味方でもあります。

皮が目の疲れをとる

皮にはポリフェノールの一種で、色素成分のアントシアニンも多く含みます。抗酸化作用のほか、眼精疲労の改善や視力回復の効果が期待されています。

なお、りんごは実がなってからは農薬を散布しないといわれているので、皮ごと安心して食べられます。

栄養まるごとレシピ

皮でとろみがつく。真っ赤な見た目もかわいい

皮ごとりんごジャム

材料（作りやすい分量）

- りんご …………… 1個
- 砂糖 ……リンゴの重さの30%
- レモン汁 …… 大さじ1

1 りんごは芯をとり、皮つきのままいちょう切りにして塩水（分量外）にさらす。

2 鍋に水気を切ったりんご、砂糖、レモン汁を入れて1時間おく。水分が出てきたら火にかけ、とろみが出るまで20 ～ 30分煮る。

※保存期間　冷蔵で約2週間

Fruit

手順や切り方にもコツあり。栄養キープでデザートを楽しむ

アボカド／いちご／柿／レモン

アボカド

レモンをかけて変色予防&栄養アップ

アボカドはビタミン、ミネラルをバランスよく含む、栄養豊かな食材です。とくに「森のバター」と呼ばれるほど脂肪分が豊富。それもオレイン酸やリノール酸など、悪玉コレステロールを減らして善玉を増やす不飽和脂肪酸が中心です。

いちご

ヘタつきで洗いビタミンCを守る

いちごはビタミンCの宝庫です。そのすごさは、いちご7個で1日に必要なビタミンCがとれる、とされるほど。

この豊かな恵みをムダにしないために、ヘタつきのまま洗い、水溶性の栄養流出を最小限にしましょう。

柿

豊かな成分と効能をもつ

柿の色素成分のβ-クリプトキサンチンは骨粗鬆症や糖尿病の予防に効果があるとされます。

渋みの成分で、抗酸化力の強いタンニンも豊富。二日酔いの原因物質アセトアルデヒドをタンニンが分解するため、柿は二日酔いの予防にも。

レモン

ポリフェノールが豊かな皮を使いたい

皮には強い抗酸化力をもつポリフェノールのルチンが豊富です。「レモンピール」や「はちみつ漬け」にして、皮も活かしましょう。

ただし、皮を調理に使う場合は、国産で無農薬栽培のレモンを選んでください。

触って適度な弾力があり、ふっくらとして、皮が黒みがかっているものを。

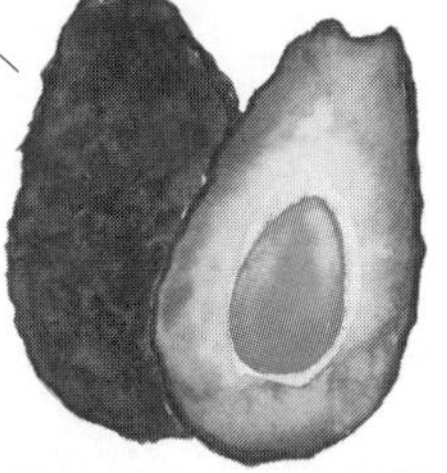

栄養data

アボカド(生)
・エネルギー ………… 187kcal
・炭水化物(食物繊維) ……3.6g
・カリウム ………………720mg
・ビタミンA(β-カロテン) 53μg
・ビタミンC …………… 15mg

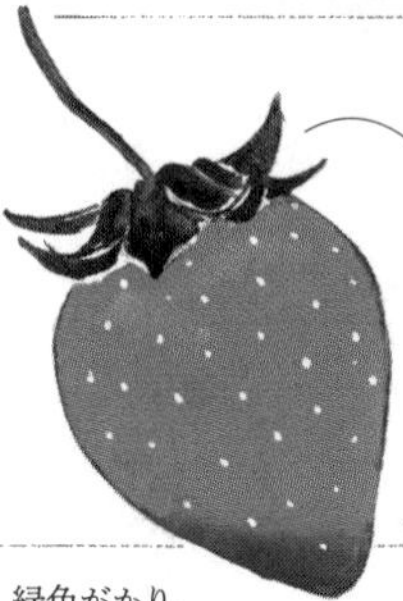

ヘタの緑色が鮮やかで、先までピンとしているものが新鮮。

栄養data

いちご(生)
・エネルギー ……………34kcal
・カリウム ………………170mg
・ビタミンA(β-カロテン) 17μg
・ビタミンC …………… 62mg

ヘタに注目。緑色がかり、4枚揃ってぴったり実に張りついているものが◎。

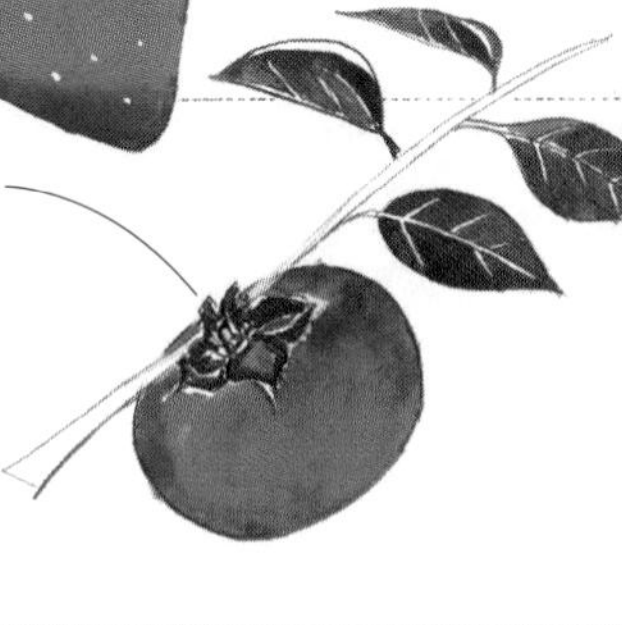

栄養data

柿(生)
・エネルギー … 60kcal
・カリウム …… 170mg
・ビタミンA(β-カロテン) ……………… 160μg
・ビタミンC … 70mg

全体がムラなく黄色いものを。手にとって重みがあり、適度な弾力があるかも確認。

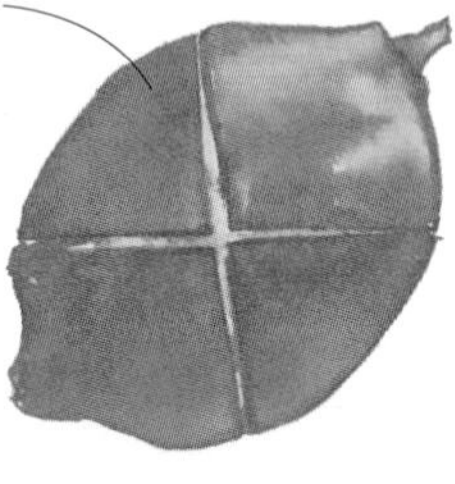

栄養data

レモン(生)
・エネルギー … 54kcal
・カリウム …… 130mg
・ビタミンA(β-カロテン) …………………… 7μg
・ビタミンC … 100mg

栄養キープの保存法

アボカドは熟してからはポリ袋に入れて冷蔵庫で3～4日間。いちごの冷蔵保存は、ヘタを下にして、お互いが重ならないように容器へ入れて、1週間。柿はポリ袋に入れて冷蔵庫で2～3週間。レモンはポリ袋に入れて冷蔵保存。切ったものはラップで包んでから冷蔵庫へ。保存期限は2～3日。

アボカドはレモン汁で変色予防と栄養効果プラス

アボカドは切るとすぐに変色します。見た目よく調理するには、カットした後すぐにレモン汁をかけ、変色を予防しましょう。さらに、レモンのビタミンＣとアボカドのビタミンＥがＷ効果を発揮して、抗酸化力が一段とアップします。

私は変色防止と味つけを兼ねて、カットしたアボカドを麺つゆにつけます。ひと晩寝かせたら、そのまま温かいご飯にのせて。

洗うときはヘタ付きで栄養ロスを防ぐ

いちごを食べるときは、ヘタの部分をとってから洗うと、水溶性のビタミンＣなどが流出してしまいます。ヘタはつけたまま、食べる直前にカットしましょう。

いちごの葉はお茶にして風味を楽しむ

ヘタについている、いちごの葉にはポリフェノールが豊富に含まれています。食べられませんが、せっかくの豊かな栄養をムダにする手はありません。水に葉を入れて煮出し、いちご茶として楽しんではいかがでしょうか。いちごの甘い風味が、ホッと心を和ませます。

エックス切りで果汁の栄養もまるごと

レモンの果汁を効率よく搾るなら「エックス切り」がおすすめ。レモンの先端を上にして置き、左右斜めに「Ｘ」を描くようにカットします。くし切りに比べ、薄皮を断つように切れるので、まるごと果汁を搾れます。

栄養まるごとレシピ

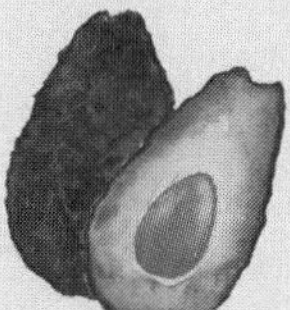

おつまみに。
チーズを足しても

アボカドのめんつゆ漬け

材料（作りやすい分量）

- ▶ アボカド ……… 1個
- ▶ めんつゆ（3倍濃縮） ……………… 50ml
- ▶ 水…………… 100ml

1 アボカドは2cm角に切る。

2 アボカドを保存容器に入れ、水とめんつゆを注ぎ入れる。冷蔵庫で一晩漬ける。

※保存　冷蔵4日間

ペクチンの効果で
プリンのように固まります

柿プリン

材料（2個分）

- ▶ 完熟した柿 …… 1個
- ▶ 牛乳………… 100ml

1 柿と牛乳をミキサーに入れて混ぜる。

2 器に注ぎ、冷蔵庫で冷やす。

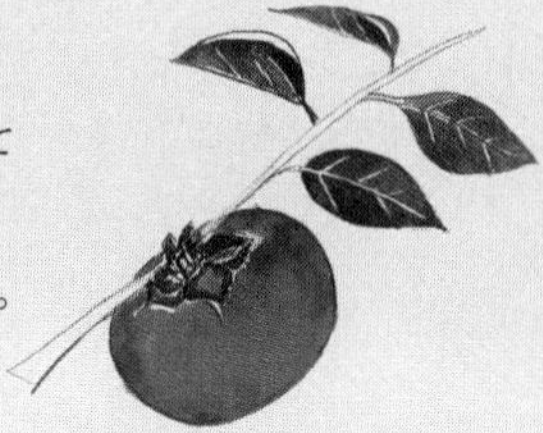

COLUMN 2

いろいろな調理法のレシピを組み合わせバランスのとれた献立にする

調理方法と素材の栄養素には相性があります。方法によっては栄養価に影響を与える場合も。そのメリットやデメリットを知って、栄養のロスを軽減しましょう。

まずは時短料理や簡単レシピの強い味方、電子レンジから。なかには電子レンジでの調理を避ける方もいますが、**茹でるよりも水溶性の栄養素の損失が少ない**など、メリットもあります。

何よりもレンジ調理は、火を使わずに手軽に調理できるのが最大のポイントでしょう。後片付けの手間も格段の差です。

活用することで時間のないときでもメニューを増やすことができるなど、忙しい現代人の強い味方です。

栄養素の中には熱に弱いものが少なくありません。そうした素材は必要以上に炒め過ぎず、強火でさっと炒めるのがおすすめです。

このやり方なら、野菜はシャキッとした食感を活かすこともできます。また、油を使って炒めることで、脂溶性の栄養素の吸収が高まります。

茹でる調理法は、水溶性の栄養素が流れ出やすいのがデメリットです。この場合、食材はなるべくまるごと（カットせずに）茹でると、栄養素の流出が少なくなります。また、汁ごと食べるレシピなら、流れ出た栄養成分もムダなくいただけて効率的です。

このように調理方法の違いで、食材の栄養素に少し変化があります。でもあまり難しく考えず、献立の中に炒めものや煮もの、サラダなど、いろいろな調理法のレシピを組み合わせるとよいでしょう。

そうすることでそれぞれの調理法がメリット・デメリットを補い合って、結果的によいバランスの献立になります。

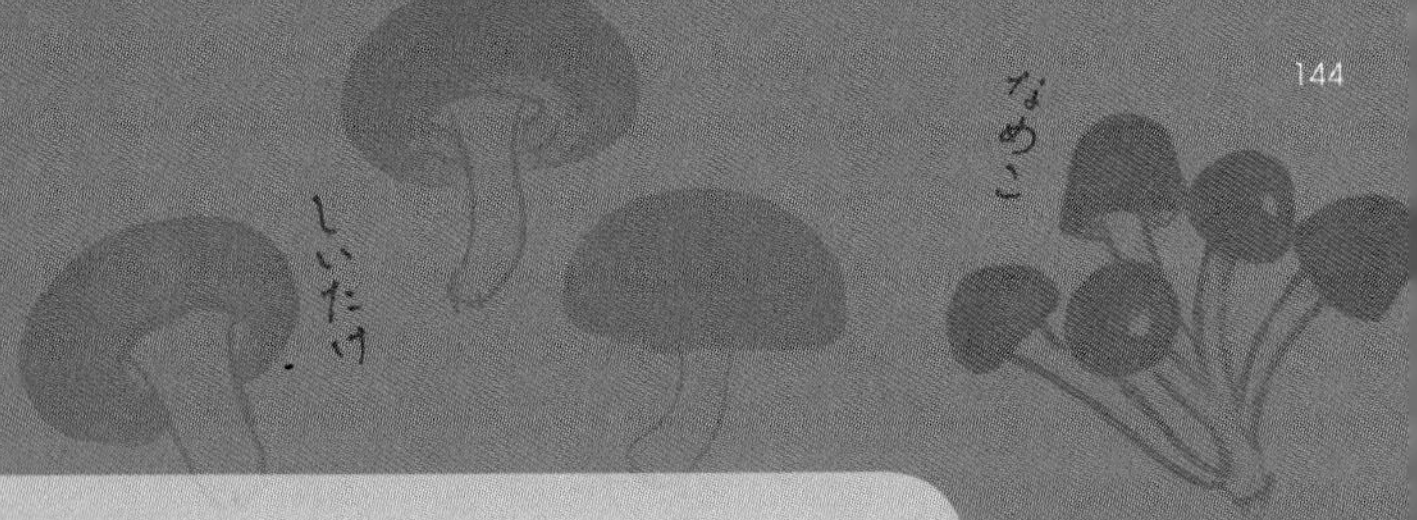

Mushroom

きのこ類

きのこに日光浴をさせて栄養をさらに豊かに

きのこ類に太陽の光を当てると、
豊富に含まれるビタミンＤが活性化して

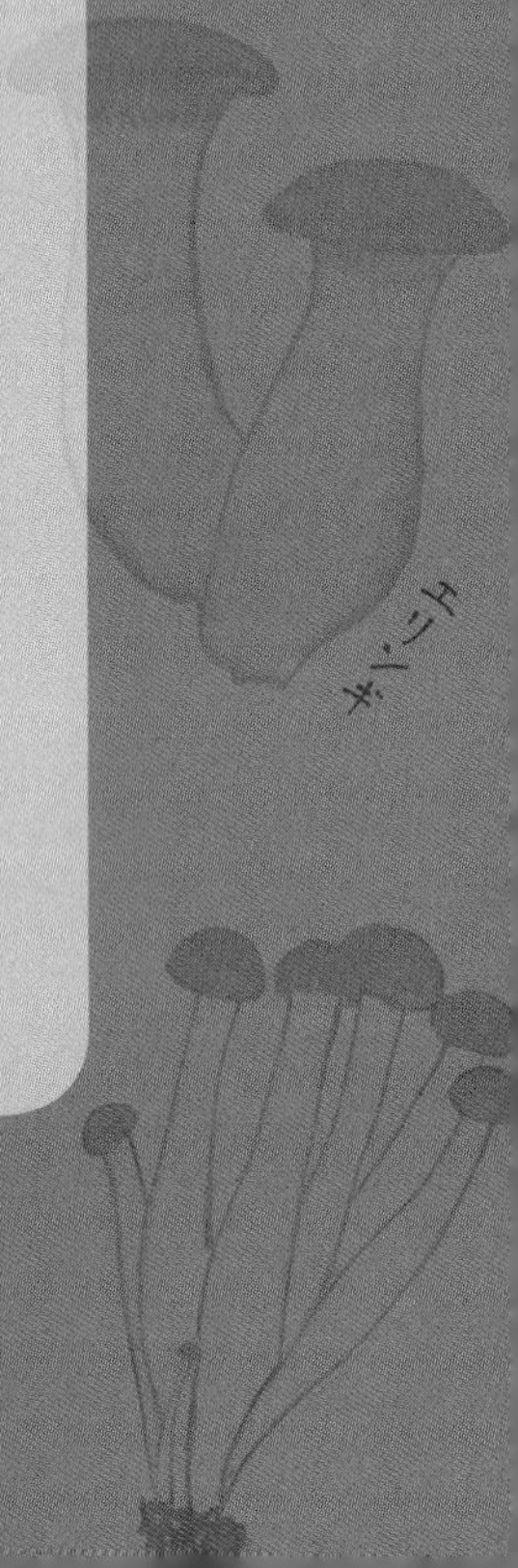

栄養価が高くなります。
約30分の日光浴で栄養効果が上がるとも。
栄養のムダをなくすなら、
えのきだけの軸は
束になった部分を捨てずに徹底活用。
末端部分を取り除けば、
両面を焼いて食べることができます。

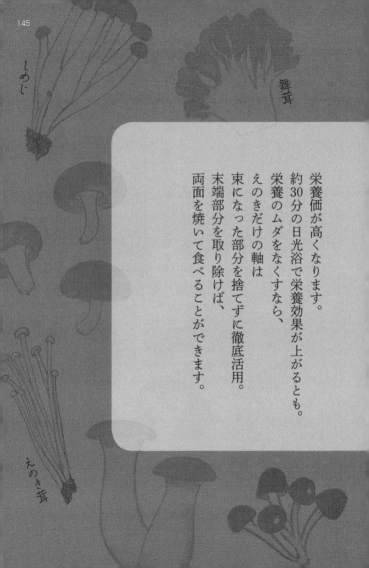

Mushroom

しいたけ

軸にもかさと同じ栄養

しいたけは食物繊維とビタミンDが豊富ですが、これはほかのきのこ類にも共通した特徴です。

しいたけ特有の成分エリタデニンには、コレステロール値を下げる作用や、血圧の上昇を抑える効果があり、生活習慣病の予防・改善が期待できます。軸の部分はつい捨てがちですが、かさとほぼ同じ栄養価を含んでいます。

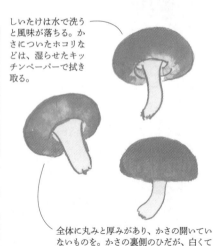

しいたけは水で洗うと風味が落ちる。かさについたホコリなどは、湿らせたキッチンペーパーで拭き取る。

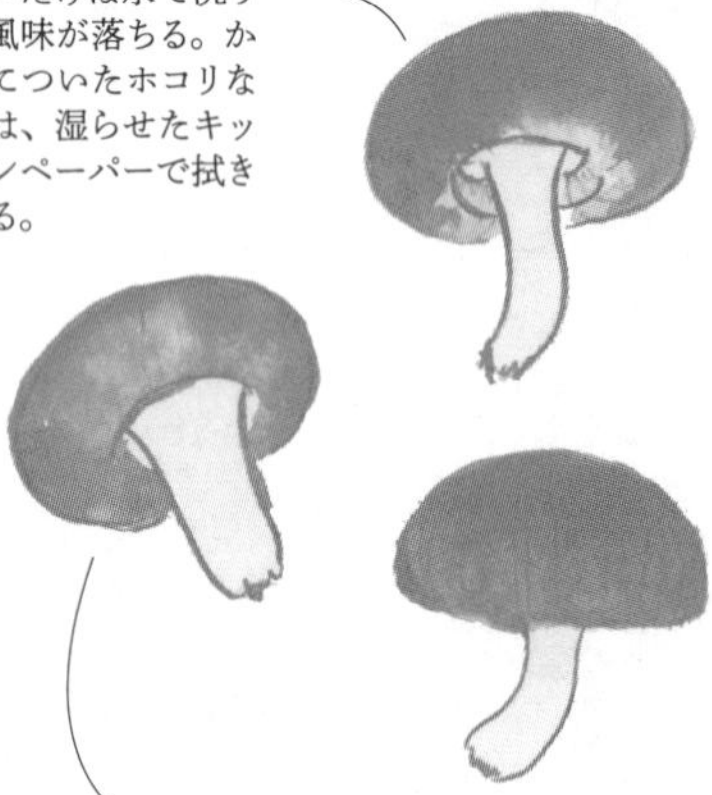

全体に丸みと厚みがあり、かさの開いていないものを。かさの裏側のひだが、白くてきれいかもチェック。赤いものはNG。

栄養キープの保存法

保存は冷凍がおすすめ。そのままでも、刻んでからでもOK。冷凍することで酵素が働き、栄養も旨みもアップする。保存期限は1か月。

栄養data

しいたけ(生)

・エネルギー…… 19kcal
・炭水化物(食物繊維) …… 4.2g
・カリウム ……… 280mg
・ビタミンD ………0.4μg
・ビタミンB6……0.12mg

ＤＨＡが豊富な青魚と合わせて血液サラサラに

しいたけに含まれるエリタデニンには、コレステロール値や血圧を下げる効能のほか、血流をよくする作用もあります。同じく血流を促進するＤＨＡが豊富な青魚と食べ合わせれば、強力な血液サラサラ効果が期待できます。

鯖や鰯などを組み合わせたメニューで効果を上げましょう。

軸を食べやすくして活用

しいたけは根元にある石づきを取り除けば、軸もすべて食べられます。栄養価もかさの部分と、それほど変わりません。薄切りにしたり、手で裂いたりすると、食べやすくなります。かさと一緒に料理に使ってください。

栄養まるごとレシピ

焼いて漬けるだけ

しいたけの南蛮漬け

材料（作りやすい分量）

- しいたけ………… 8枚
- Ⓐ
  - 酢…………… 大さじ3
  - 醤油…………大さじ1.5
  - 砂糖………… 大さじ1
  - 酒…………… 大さじ2
  - 輪切り唐辛子…… 適量
- ごま油…………… 適量

1 耐熱容器にⒶをいれ、電子レンジ(600W)で40秒加熱する。

2 しいたけは石づきをとり半分に切る。

3 フライパンにごま油を入れ中火で熱し、しいたけを入れて焼き色がつくまで焼く。焼きあがったら1に漬ける。

Mushroom

おなかの調子を整え、
免疫力を上げる

まいたけ

天ぷらから炒めもの、味噌汁やスープ、炊き込みご飯など、幅広いレシピに使われるまいたけは食卓の万能選手です。

とくに食物繊維の一種、β-グルカンを多く含むのが特徴。腸内環境の整備や免疫力のアップ、腫瘍の増殖を抑える働きがあるとされます。この栄養素は水溶性なので、煮ものやスープなど、汁ごと食べられるメニューがおすすめです。

栄養キープの保存法

保存は冷凍がおすすめ。冷凍することで旨みや栄養が凝縮される。また、凍結によって細胞が壊されるので、調理の際に旨みが出やすくなるメリットも。これらはすべてのきのこ類に共通。保存期限は1か月。

―― 栄養data ――

まいたけ(生)

- エネルギー…… 15kcal
- 炭水化物(食物繊維)…… 3.5g
- カリウム……… 230mg
- ビタミンD……… 4.9μg
- ビタミンB_6…… 0.12mg

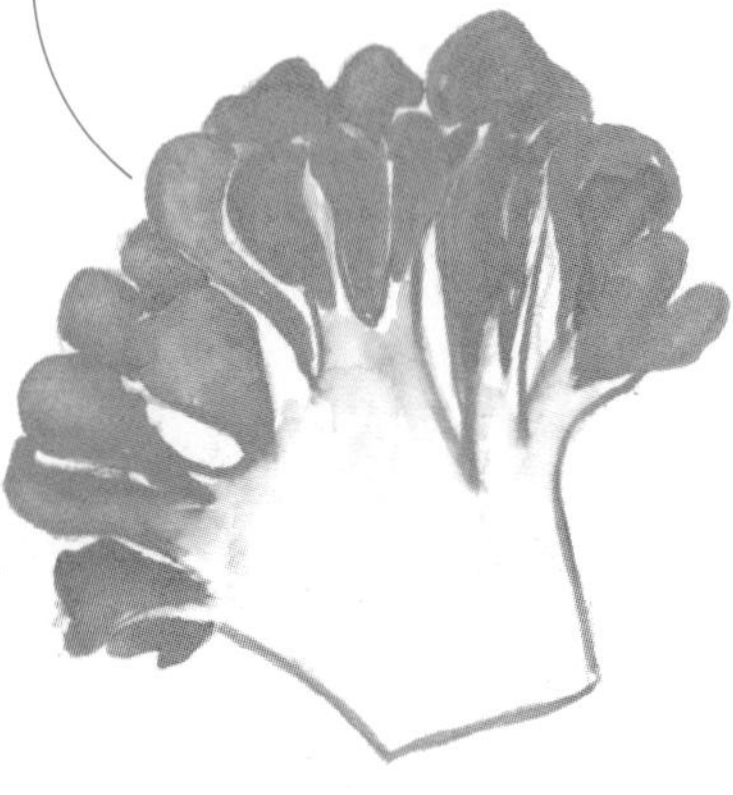
全体がしまった感じで、しっかりしたものを選ぶ。

≪ 栄養を捨てない調理のコツ ≫

たんぱく質を高吸収

まいたけにはたんぱく質分解酵素のプロテアーゼが豊富なので、たんぱく質を多く含む食材との相性がいいです。たとえば、肉や魚を使ったレシピにすれば、効率よくたんぱく質が吸収できます。肉と一緒に炒めると肉がやわらかく仕上がります。

60~70度が旨みを最大に引き出す温度帯

まいたけには旨み成分のグアニル酸が豊富。この成分は60~70度で最も活性化するので、その温度帯を長くキープできれば旨みが深まります。また、まいたけの特徴的な栄養素、β-グルカンをたくさんとるなら、水に溶け出す特性を活かして、スープごととれるレシピで。味噌汁などの汁ものなら、栄養をまるごといただけます。

栄養まるごとレシピ

チーズのコクがマッチ

まいたけのチーズソテー

材料(作りやすい分量)

- まいたけ … 1パック
- 塩、こしょう …少々
- 粉チーズ… 大さじ1
- オリーブオイル ………………… 適量

1. まいたけは食べやすい大きさに手でほぐす。
2. オリーブオイルを入れて熱したフライパンに1を並べ入れ、両面に焼き色がつくまで焼く。
3. 塩、こしょうをふって調味し、仕上げに粉チーズをふる。

Mushroom

30分の日光浴でビタミンD増加、栄養UP えのきだけ/エリンギ/しめじ/なめこ

がんの抑制成分で注目を集める

えのきだけ

えのきだけはマグネシウム、鉄、亜鉛など、ミネラルが豊富です。さらに、がんの抑制効果で注目される、EA6という特有の成分も含まれています。

根元のほうは、末端の苗床を取り除けば軸もすべて食べられます。

免疫力を高める
β-グルカンが多い

エリンギ

エリンギにはβ-グルカンが含まれ、腸内環境を整える作用や免疫力の向上、アレルギーの予防効果などが期待できます。

エリンギはきのこ類特有の風味が少ないため、クセがありません。

肝機能を高める
オルニチンが豊富

しめじ

しめじにはアミノ酸の一種、オルニチンが豊富です。「二日酔いの予防にしじみ」といわれますが、ぶなしめじは、しじみの約5~7倍多く含まれます。この成分は肝機能を高める作用や成長ホルモンの分泌に関係します。

なめこで
美肌づくり

なめこ

なめこ特有のぬめり成分には、胃や胃壁を守り、食欲を増進させる働きがあります。

さらに、コンドロイチン硫酸という潤い成分が含まれ、肌に弾力や保水力を与え、美肌づくりに役立つ働きをします。

全体にハリがあり、色白で、柄の部分が太いものを。

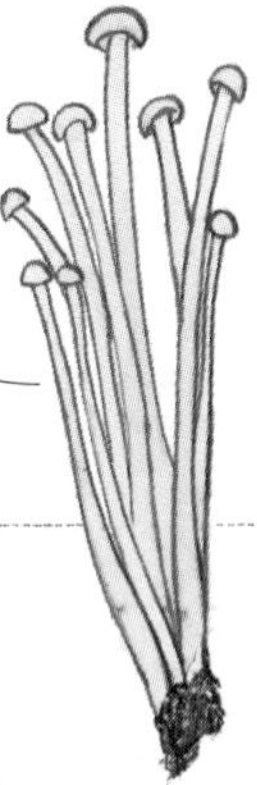

――栄養data――

えのきだけ(生)

- エネルギー … 22kcal
- 炭水化物(食物繊維) …………………… 3.9g
- カリウム …… 340mg
- マグネシウム　15mg
- ビタミンD … 0.9μg

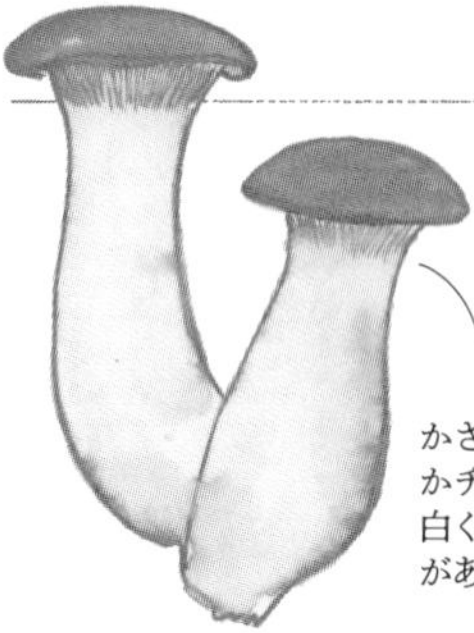

かさが開き過ぎていないかチェック。軸の部分が白く、弾力と適度な硬さがあるものを選ぶ。

――栄養data――

エリンギ(生)

- エネルギー … 19kcal
- 炭水化物(食物繊維) …………………… 3.4g
- カリウム …… 340mg
- ビタミンD … 1.2μg

栄養キープの保存法

きのこ類に水気は禁物なので、ぬらさないように注意。冷蔵保存の場合は、ポリ袋などに入れて乾燥も防いで冷蔵庫へ。保存期間は1週間。なめこは傷みが早いので、買ったら早めに使い切るのが賢明。

かさにハリがあり、開き過ぎていないものを選ぶ。

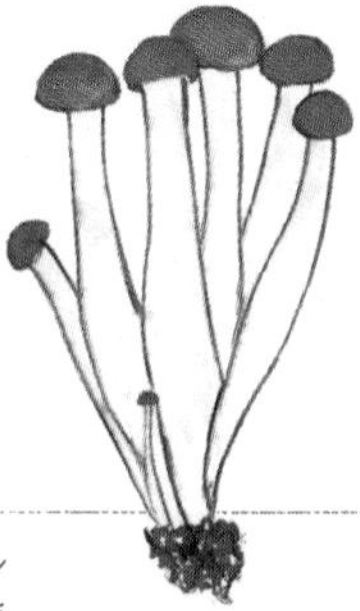

――栄養data――

しめじ(生)

- エネルギー … 15kcal
- 炭水化物(食物繊維) …………………… 2.7g
- カリウム …… 260mg
- ビタミンD … 0.9μg

なめこに含まれるコンドロイチン硫酸は、オクラや海藻類にも含まれ、肌の健康維持に役立つ。

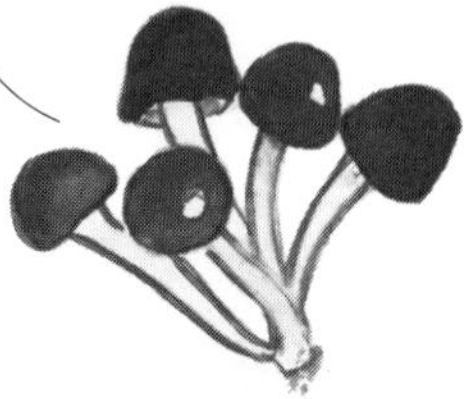

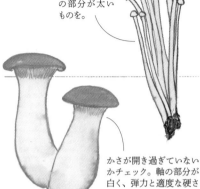

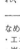

――栄養data――

なめこ(生)

- エネルギー … 15kcal
- 炭水化物(食物繊維) …………………… 3.4g
- カリウム …… 240mg

束になった軸はステーキ風に焼いて

流通している多くのえのきだけは、菌床栽培されたものです。根元の末端部分が菌床で、少し変色しておがくずがついていることもあります。

ここだけはカットしますが、それ以外は栄養も満点なのですべて食べたいもの。

軸が束になった部分はその厚みを活かして、ステーキのように両面を焼いて食べてはいかがでしょう。

「しめじ＋しじみ」のオルニチン効果

しめじに多く含まれるオルニチンの効能を強化するなら、同じくオルニチンが豊富なしじみと組み合わせてみてください。

別々のレシピで食べ合わせるだけでも、肝機能のアップが期待できます。おつまみメニューに加えれば、お酒を飲む機会が多い方には、心強い味方になります。

日光浴で栄養と旨みを増やす

きのこ類全般にいえることですが、日光を浴びると豊富に含まれるビタミンDが活性化し、栄養価が上がることがわかっています。

日にあてる時間は30分ほどでOK。保存する直前に日光にさらせば、旨みも栄養価も上がった最高の状態が保てます。

栄養まるごとレシピ

旨みが詰まってジューシー

えのきの石づきステーキ

材料(1人分)

- えのきだけの石づき……………… 1個分
- 醤油……… 小さじ1
- サラダ油…… 適量

1 えのきだけは一番下のおがくずがついている部分は切り落とし、石づきの部分を2～3cmの厚さに切る。

2 フライパンにサラダ油を熱してえのきを入れ、ふたをして3分焼く。ふたをとり、ひっくり返し焼き色がつくまで焼く。

3 醤油をまわしかけてできあがり。

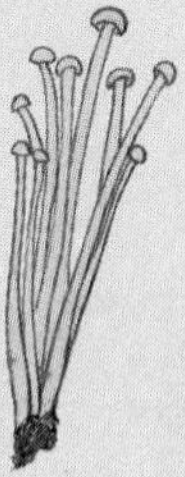

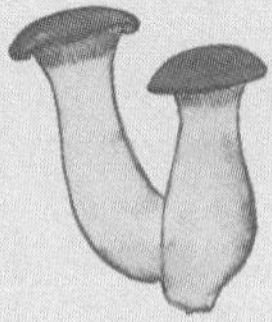

ごはんがすすむ

エリンギメンマ

材料(2～3人分)

- エリンギ … 1パック
- Ⓐ
  鶏がらスープの素 ……………… 小さじ1
  醤油……… 小さじ1
  砂糖…… 小さじ1/2
  ごま油…… 小さじ1
  (お好みで)ラー油 ………………… 少々

1 エリンギは短冊切りにする。耐熱容器に入れて、電子レンジ(600 w)で2分加熱する。

2 水分が出ていたら捨てて、Ⓐを混ぜ合わせてできあがり。

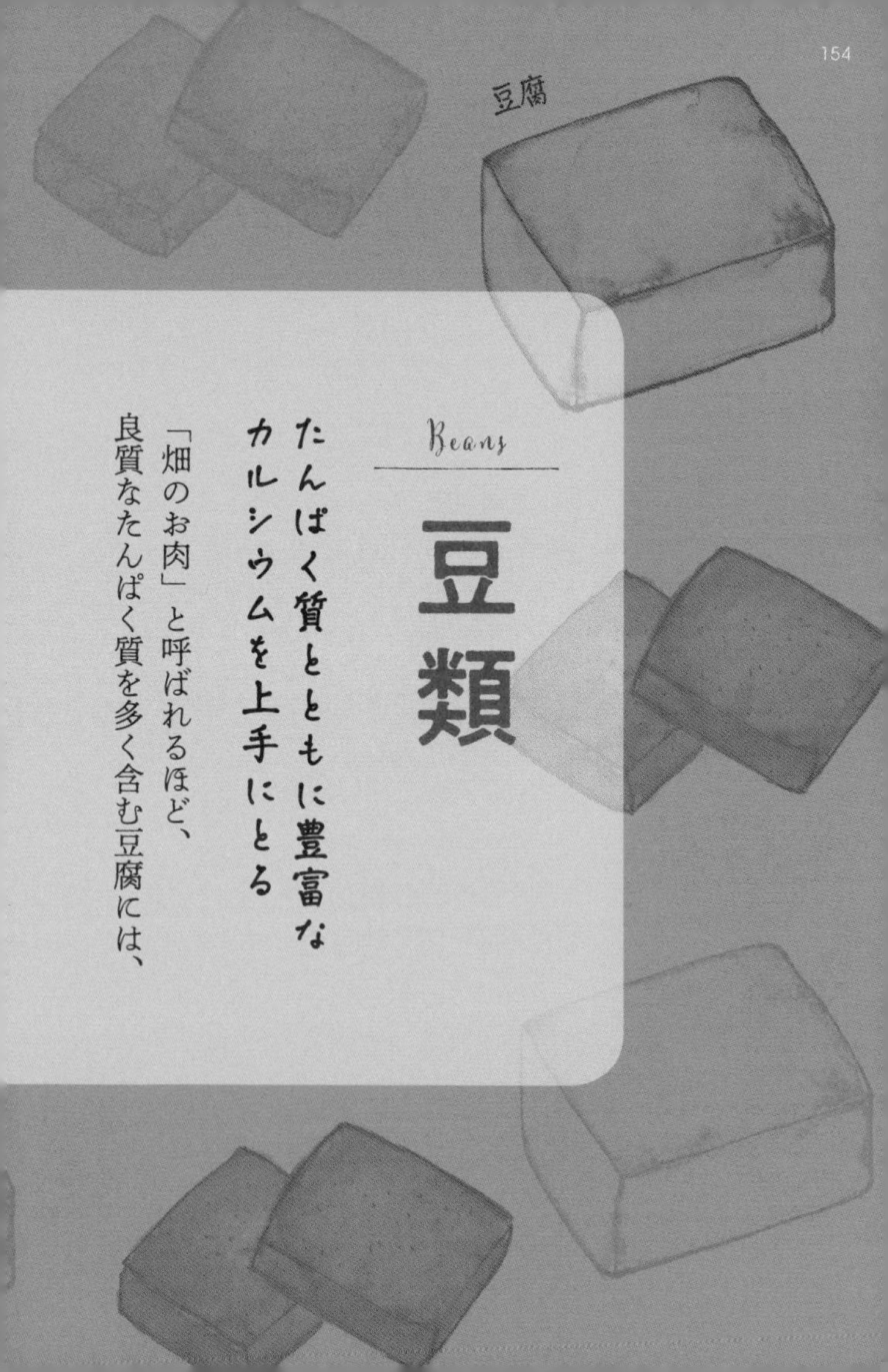

Beans

豆類

たんぱく質とともに豊富なカルシウムを上手にとる

「畑のお肉」と呼ばれるほど、良質なたんぱく質を多く含む豆腐には、

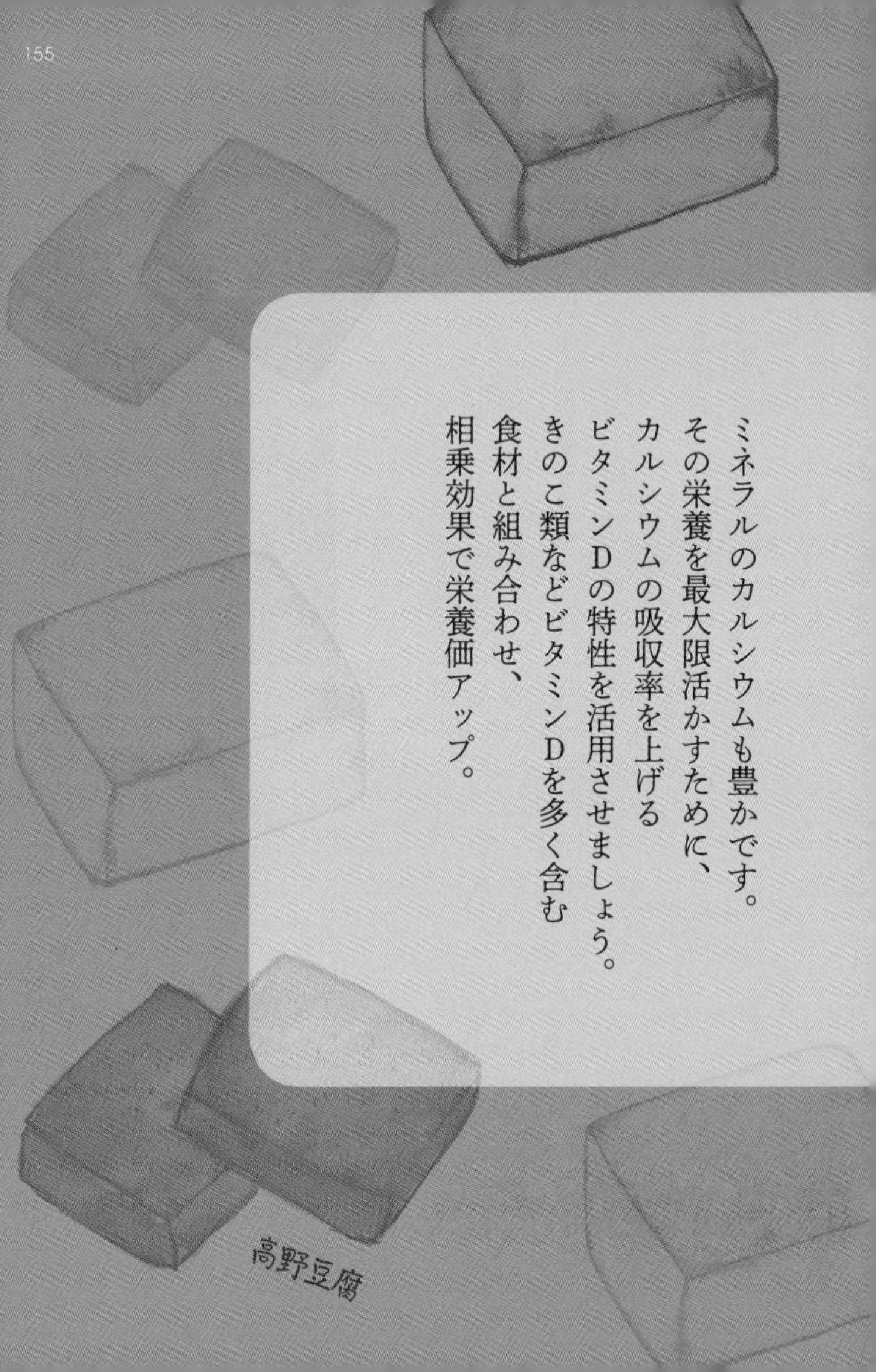

ミネラルのカルシウムも豊かです。
その栄養を最大限活かすために、
カルシウムの吸収率を上げる
ビタミンＤの特性を活用させましょう。
きのこ類などビタミンＤを多く含む
食材と組み合わせ、
相乗効果で栄養価アップ。

Beans

良質なたんぱく質&カルシウム

豆腐／高野豆腐

豆腐は「畑の肉」と呼ばれるほど、バランスのよいたんぱく質を豊富に含む食材です。大豆に多く含まれる、大豆イソフラボンは、骨をつくるしくみに深く関わるため、骨《こっ》粗《そ》鬆症《しょうしょう》の予防効果が期待できます。

絹ごし豆腐はビタミンB群やカリウムなど、水溶性の栄養素が豊か。木綿豆腐は水分が絞られている分、たんぱく質や食物繊維、鉄分などの栄養価が高めです。

絹ごし豆腐は、きめが細かく、なめらかな口あたりが特徴。木綿豆腐は、重しで水分を絞りながら固めたもの。大豆の風味が豊かで、やや硬めの口あたり。

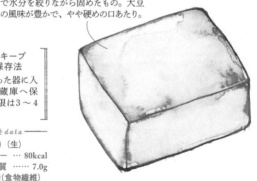

栄養キープの保存法

水をはった器に入れて冷蔵庫へ保存。期限は3～4日。

栄養data

豆腐(木綿)(生)

- エネルギー … 80kcal
- たんぱく質 …… 7.0g
- 炭水化物(食物繊維) …………………… 1.1g
- カルシウム … 93mg
- マグネシウム… 57mg

ビタミンCをプラスして バランスをとる

栄養豊かな豆腐ですが、ビタミンCがほとんど含まれていません。栄養バランスをとるためにも、ビタミンCを多く含む食材を合わせましょう。ピーマンやパプリカ、じゃがいもなどを使った献立にすれば、豆腐本来の栄養素も生きてきます。

カルシウムの吸収をスムーズに

豆腐はたんぱく質とともに、カルシウムが豊富なことも特徴です。もともと吸収率の低いカルシウムですが、ビタミンDを含む食品と一緒にとることで、効率よく摂取できます。鮭やしらす干し、乾燥きくらげは、とくにビタミンDが豊か。こうした食材を使ったレシピと食べ合わせ、恵まれた栄養をたっぷり取り入れましょう。

栄養まるごとレシピ

カルシウムをしっかり吸収

豆腐ステーキのきのこソース

材料（2人分）

- 木綿豆腐……… 1丁
- 片栗粉… 大さじ1～2
- お好みのきのこ ……………… 約100g
- 醤油………… 大さじ1
- みりん ……… 大さじ1
- サラダ油 …… 大さじ1

1 木綿豆腐は水切りし、横半分、厚さも半分に切る。片栗粉を全体にまぶす。

2 フライパンにサラダ油を熱し、木綿豆腐を両面焼き、皿に取り出す。

3 フライパンにきのこを入れて炒める。しんなりとしたら醤油、みりんを加えてさっと炒め、豆腐の上にかける。

Beans

高野豆腐

2枚で牛乳1杯強

カルシウムをたっぷりとれる

高野豆腐は豆腐を凍らせた後、乾燥させたものです。豆腐と同じように、大豆に多く含まれる大豆イソフラボンが豊富です。

注目したいのは、含まれるカルシウム量の多さ。牛乳１杯で２２０mgのカルシウムに対して、高野豆腐は１枚で１３０mgのカルシウムを有しています。つまり高野豆腐２枚（２６０mg）で、牛乳１杯よりも多くのカルシウムがとれることに。

乳製品にアレルギーのある方は、このような大豆製品でカルシウムを摂取する方法

栄養キープの保存法

保存するときは、湿気のない場所で常温保存。乾物なのでストックしておきたい一品。保存期限は6か月。

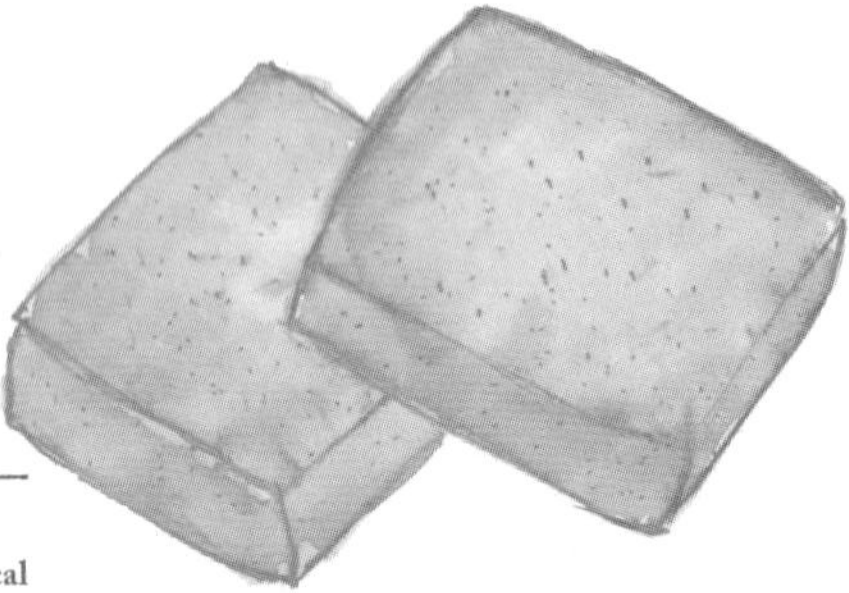

高野豆腐は低脂質、低糖質、低カロリー。ダイエットにも向いた食材。

栄養data

高野豆腐（凍り豆腐）（乾）

- エネルギー …… 536kcal
- たんぱく質 ……… 50.5g
- 炭水化物（食物繊維） ……… 2.5g
- カルシウム ……… 630mg
- マグネシウム …… 140mg

も考えられます。

コレステロールや糖質にも関わる意外な効能をもつスーパーサブ

高野豆腐には豆腐の約1・5倍のレジスタントプロテインが含まれています。

レジスタントプロテインとは、体内では消化されにくい、たんぱく質のこと。小腸で吸収されずに大腸まで届き、腸内環境を整える効果があるとされます。

コレステロールのバランスをとる作用のほか、糖質の吸収をゆるやかにする働きもあります。

高野豆腐というと主菜よりも副菜、脇役のイメージですが、じつはすぐれた栄養パワーをもつ優秀な食材です。

栄養まるごとレシピ

出汁がきいてほっこり

高野豆腐の煮もの

材料（作りやすい分量）

- 高野豆腐……… 3枚
- Ⓐ
  薄口醤油… 大さじ1
  みりん…… 大さじ1
  砂糖…… 大さじ1強
  出汁汁……… 400ml

1 高野豆腐は水で戻して1枚を6等分に切る。

2 鍋にⒶを煮立て、高野豆腐を入れて落としぶたをして15分煮る。

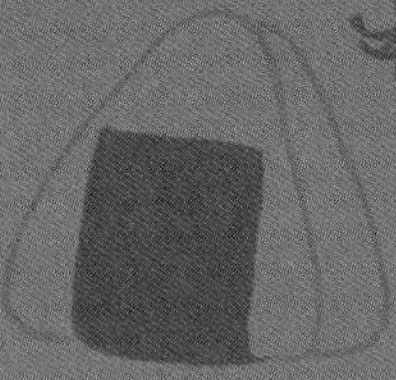

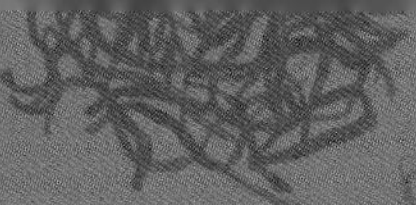

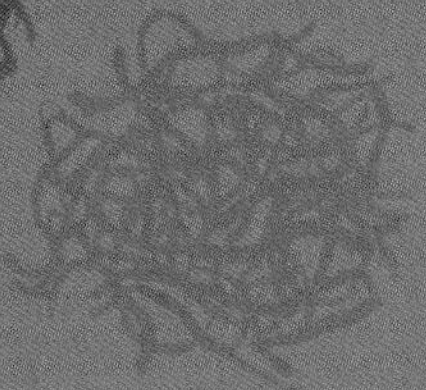

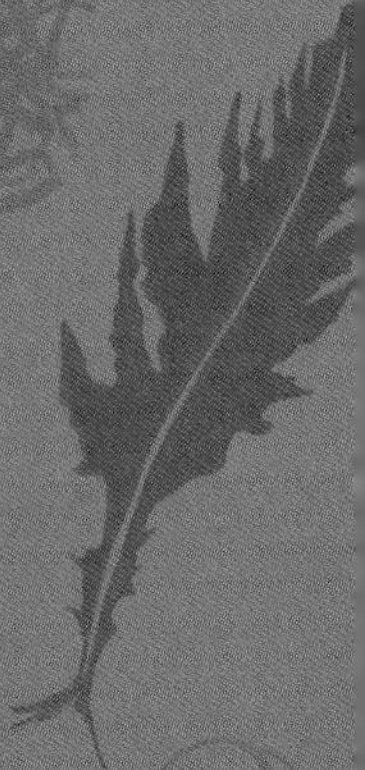

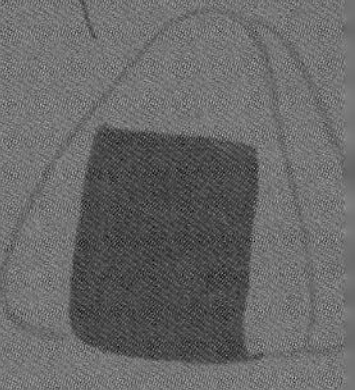

Seaweed

海藻類

汁ごと味わうレシピで水溶性食物繊維をキープ

海藻類には水に溶けやすい水溶性食物繊維が豊富に含まれています。

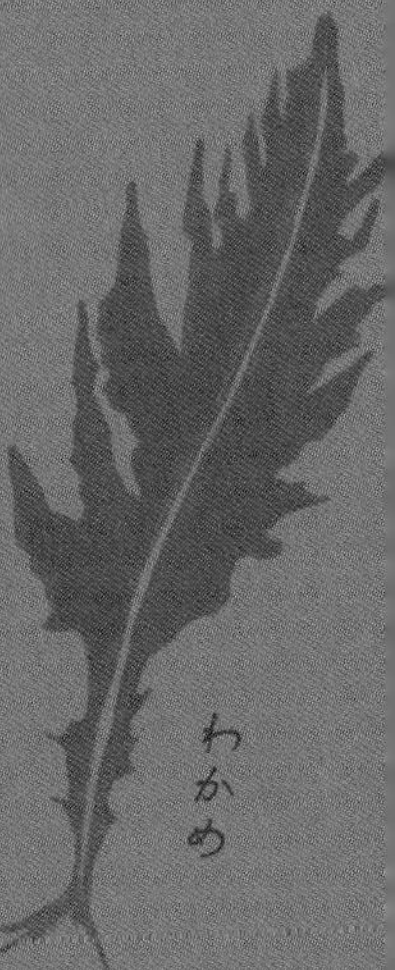

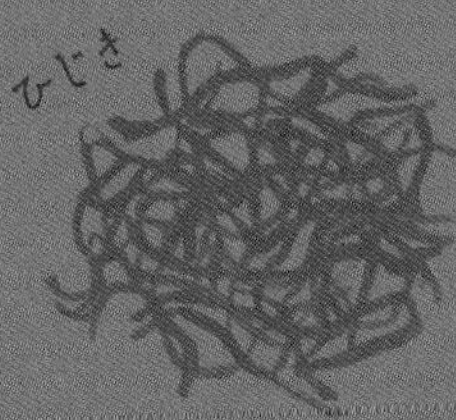

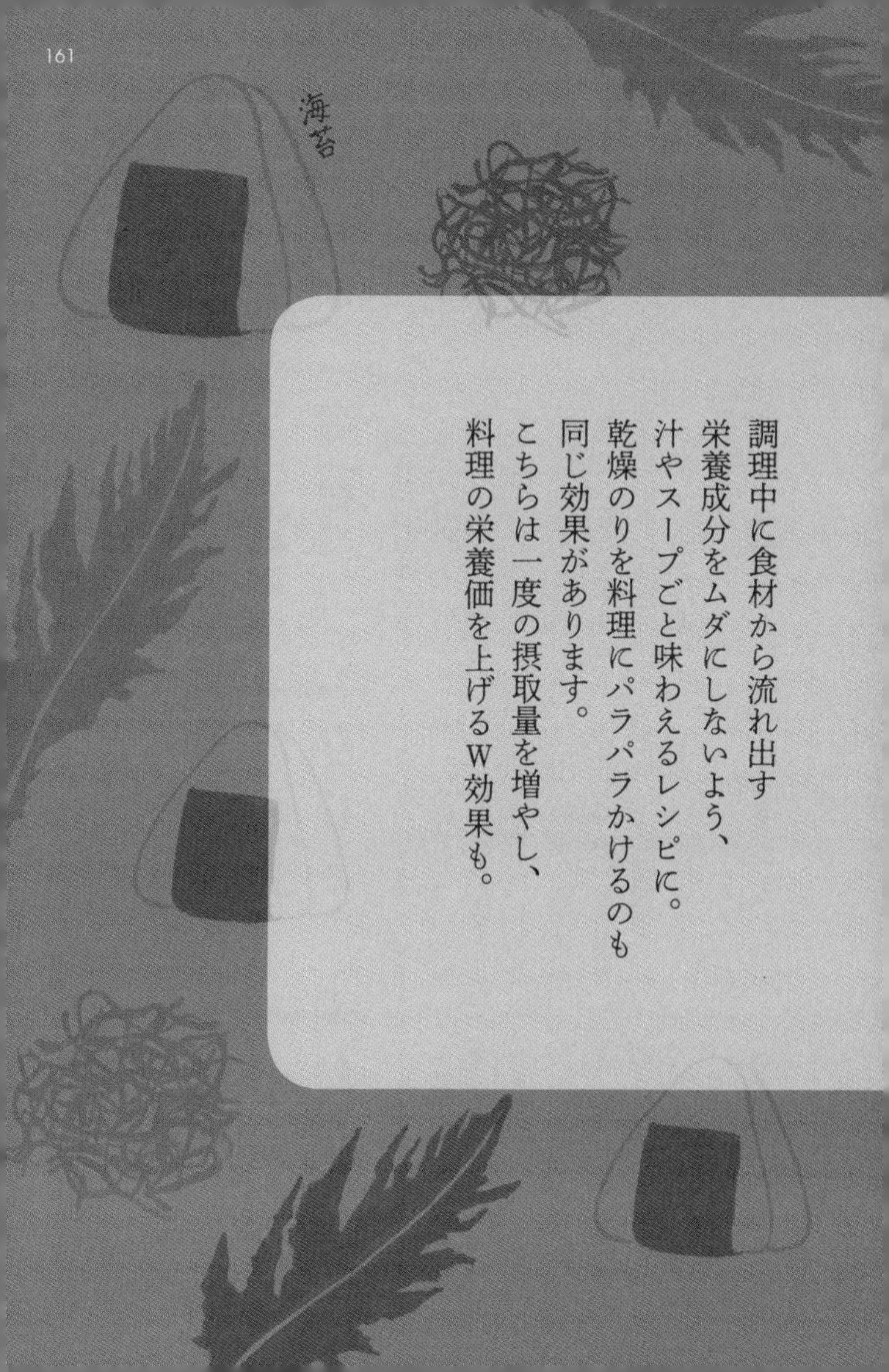

調理中に食材から流れ出す
栄養成分をムダにしないよう、
汁やスープごと味わえるレシピに。
乾燥のりを料理にパラパラかけるのも
同じ効果があります。
こちらは一度の摂取量を増やし、
料理の栄養価を上げるW効果も。

Seaweed

海苔／ひじき／わかめ

豊富な水溶性食物繊維を上手に活かす

多くの海藻類は水溶性食物繊維を豊富に含むのが特徴です。水溶性食物繊維は、腸の中で水分を吸って粘り気が出て、コレステロールや糖質をからめて排出する働きがあります。

海苔

1回の消費量を増やして栄養UP

海苔には鉄やカルシウム、カリウム、リンなどのミネラルがぎっしり詰まっています。ほかにもβ-カロテン、ビタミンCなどを含み、栄養価の高い海藻です。

ただし、一度に食べられる量は少ないので、おにぎりや海苔巻きの

ひじき

貴重なカルシウムの補給源

ひじきは生や乾物を問わず、カリウムやリン、鉄などのミネラル分が豊富です。とくに体内で吸収されにくいカルシウムの含有量が多く、その補給源として貴重な食材です。

カルシウムをとるにはマグネシウムとのバ

わかめ

豊富なアルギン酸で高血圧予防

わかめは食物繊維の一種で、海藻のぬめり成分でもあるアルギン酸を豊富に含みます。アルギン酸は体に入ると、結合しているカリウムと離れてナトリウムと結合します。そのため塩分のとり過ぎを防ぎ、高血圧の予防効

栄養キープの保存法

海苔は直射日光や湿気が大敵。乾燥剤を入れた密閉容器で保存。生ひじきは冷蔵庫で保存、2日間。乾燥ひじきは、湿気のない場所で常温保存。塩蔵わかめは冷蔵庫で保存。開封後10日間。乾燥わかめは、湿気のない場所で常温保存する。

ほか、トッピングに活用するなど、少しでも消費量を多くしたいものです。

—— 栄養 *data* ——

海苔（焼き海苔）
- エネルギー… 188kcal
- カリウム … 2400mg
- カルシウム … 280mg
- リン ………… 700mg
- ビタミンA（β-カロテン）…………… 25000μg
- ビタミンC … 210mg

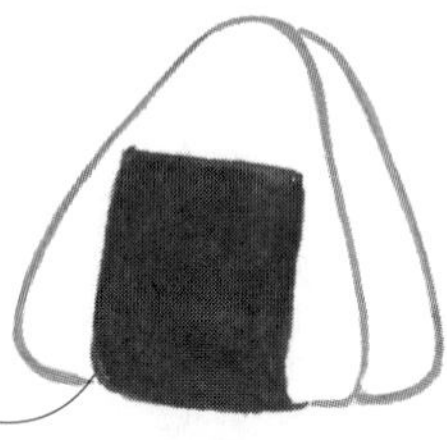

焼き海苔を選ぶときは、全体に濃い緑色をしていて、ゆがみのない形のものを。

ランスが大切ですが、ひじきにはこの2つがバランスよく含まれているのが特徴です。

—— 栄養 *data* ——

ひじき（乾燥）
- エネルギー… 149kcal
- カリウム … 6400mg
- カルシウム… 1000mg
- リン ………… 93mg
- 鉄 …………… 6.2mg
- ビタミンA（β-カロテン）……………… 4400μg

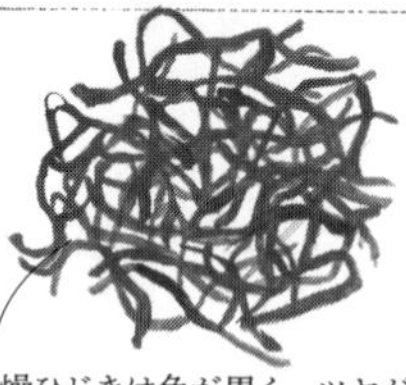

乾燥ひじきは色が黒く、ツヤがあるものを。生ひじきは、ふっくらとして、ツヤのあるものを選ぶ。

果が期待できます。生わかめも乾燥わかめも栄養価は大きく変わりません。

—— 栄養 *data* ——

わかめ（乾燥）
- エネルギー 117kcal
- カリウム … 5200mg
- カルシウム … 780mg
- リン ………… 350mg
- ビタミンA（β-カロテン）……………… 7700μg

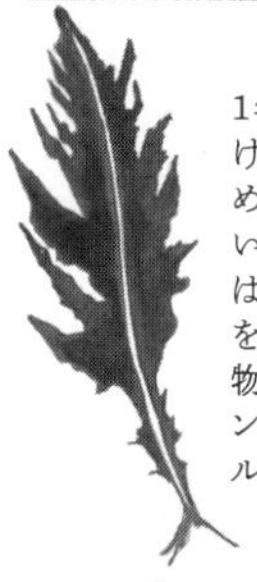

1年を通して見かけるのは塩蔵わかめと乾燥わかめ。いずれも選ぶときは色の濃いものを。わかめには食物繊維のフコイダン、ミネラルのカルシウムが豊富。

栄養を守るため乾物を水で戻すときも短めで

わかめ、ひじきなどの海藻類は、あまり長く水につけておくと、食物繊維やカリウムなど、水溶性の栄養素が流れ出てしまいます。

乾物を水で戻すときも同様、必要最低限の時間で水から上げましょう。

ちなみに、ひじきを水で戻すと、水が黒っぽくなりますが、これはひじきの色素が抜けたものです。

汁ごと味わえるレシピで旨みも栄養もたっぷり

海藻類に豊富な水溶性の栄養をムダにしないためには、レシピもひと工夫。

味噌汁やスープなどの汁もの、煮ものといった、汁ごと食べられるものを多くしましょう。調理の際に流れ出る栄養がしっかりとれ、旨みも詰まっています。

酢のものや和えものも意識して、汁までいただきましょう。生ひじきは炊き込みご飯もおすすめ。

海苔をトッピングして効率的に栄養をとる

海苔は栄養豊富ですが、量があまり食べられません。たくさんの栄養を効率的にとるなら、乾燥海苔を汁ものや和えものにパラパラとふりかけて、仕上げのトッピングに。

こうすると量をとれます。見映えや香りのアレンジにもなり、何より味わいと栄養価もアップ。

おまけに少し「湿気った海苔」も使いまわせてしまいます。

栄養
まるごと
レシピ

湿気った海苔もリメイク

海苔の佃煮

材料（作りやすい分量）

- 海苔……… 大判3枚
- Ⓐ
  醤油……… 大さじ2
  みりん …… 大さじ2
  砂糖……… 大さじ1
  水…… 80～100ml

1 鍋にⒶを入れ、海苔をちぎって入れる。

2 火にかけ弱火～中火で水分が飛ぶまで煮詰める。

おつまみやおにぎりに

ひじきとたらこのふりかけ

材料（作りやすい分量）

- 乾燥ひじき …大さじ2
- たらこ ……………1本
- 醤油…………小さじ1
- みりん ………小さじ1
- 酒……………小さじ1
- 白いりごま …… 適量

1 ひじきは水で戻す。たらこは皮を除く。

2 耐熱容器にひじきとたらこ、醤油、みりん、酒を入れて軽く混ぜ、ラップをかけずに電子レンジ(600w)で3分加熱する。

3 白いりごまを加えて混ぜる。

栄養をしっかりとれる時短メニュー

食事は毎日、一生続くもの。頑張ったり、無理をしたりでは長く続きません。ただ作って食べる、では味気ない気がします。おすすめしたいのは「いちばんラクにできる食事スタイル」をつくっておくこと。忙しくて時間がないとき、食事の用意をするのが面倒なとき、そんなときは「作らねばならない」から、解放されましょう。

すぐに準備ができて、作る手間も最小限。シンプルで時短、そんな献立のパターンがいくつかあると気持ちも楽ですよね。

たとえば、ご飯と具だくさんの汁もの、おかず一品。これだけでも立派な食事になります。あとはあってもなくてもOK、余裕があるときは副菜をプラスするなど、その日の状況や気分で決めればいいと思います。

ただ、栄養面を考えるなら、汁ものは具をたっぷり入れたお味噌汁や、野菜盛りだくさんのスープなどにしたいもの。

時短レシピや簡単レシピは重宝ですが、**栄養がしっかりとれなければ、食事本来の意味がありません**。「時短・簡単・栄養」これこそが効率のよい、身になる食べ方、といえるのではないでしょうか。

栄養については、できあがった料理を眺めて、栄養価を推し量るコツがあります。それは「彩りのよい献立は栄養バランスもいい」ということです。「食材の色は栄養素の色」なので、料理の彩りが豊かなほど、いろいろな栄養が含まれ、調和もとれることになります。具だくさんの汁ものも同じ理屈です。

緑は青菜などのビタミンCやE、赤は緑黄色野菜のにんじんや肉などのたんぱく質。黄色はレモンやかぼちゃなどのビタミンやミネラル。白はご飯やパンなどの炭水化物、黒は海藻やきのこなどの食物繊維、といった具合です。

食事のメニューができるだけカラフルになるようにすると、栄養が自然と偏らないようになります。

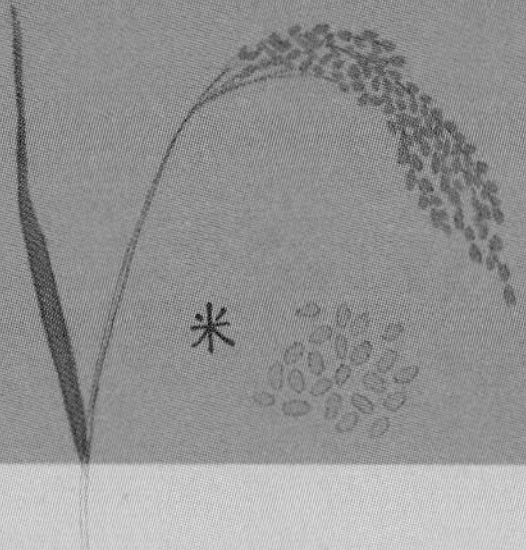

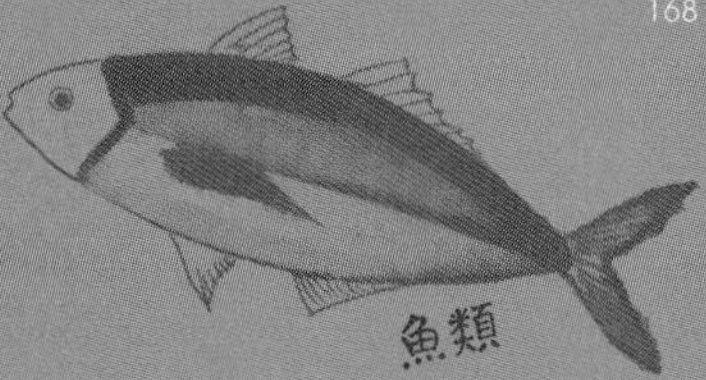

Other

その他

β-カロテンの抗酸化力で青魚のＤＨＡやＥＰＡの酸化を防ぐ

血液サラサラ効果で知られるＤＨＡやＥＰＡは、

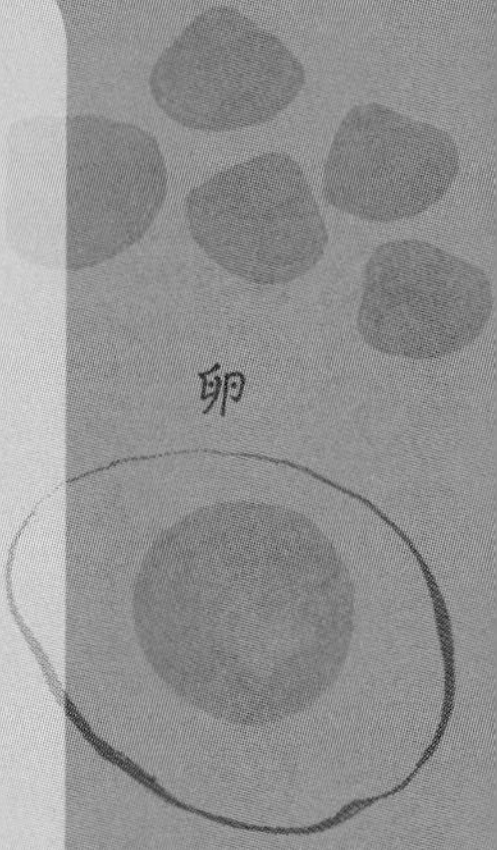

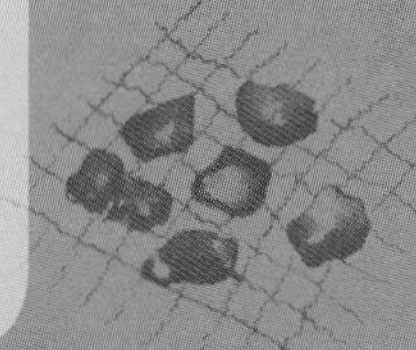

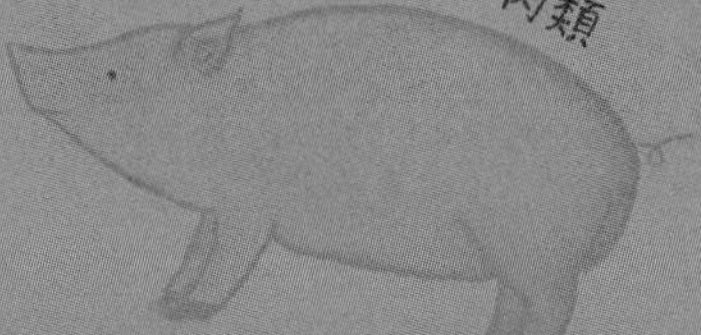

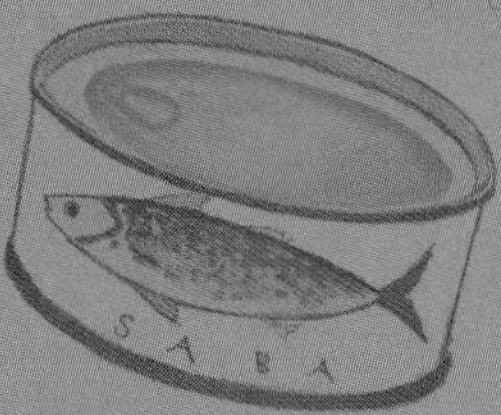

青魚に多く含まれる不飽和脂肪酸。
貴重な栄養成分の酸化を軽減するには、
緑黄色野菜に豊富なβ‐カロテンの
抗酸化力が有効になります。
同様にたまごの栄養ロスをなくすには
カラザに注目。捨てがちなこの部分には、
意外にもビタミンやミネラルが
含まれています。

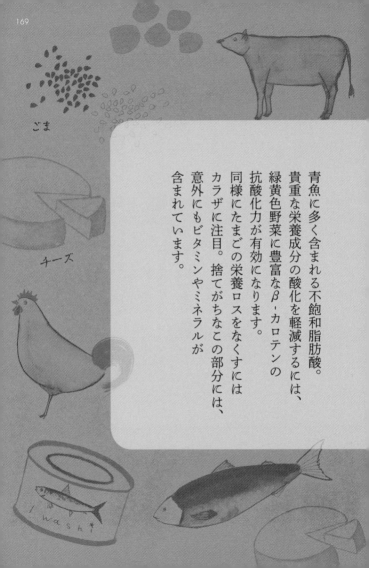

Other

豊かな栄養をバランスよく含む日本人が慣れ親しんできた食材

赤身魚／白身魚／あさり／しじみ

魚の身にはたんぱく質、骨にはミネラルやコラーゲン、頭や目には、免疫力を高めるビタミンＡが豊富です。

すぐれた効能のＤＨＡやＥＰＡの宝庫

赤身魚

鯖や鰯、鯵などの赤身の魚は回遊魚が多く、動き続ける持久力が必要になります。陸上競技でたとえればマラソンの選手。

貧血の予防に有効なヘモグロビンなどのたんぱく質を含むほか、血液サラサラ効果や認知症の予防効果が期待できる、不飽和脂肪酸のＤＨＡやＥＰＡも豊かです。

低脂肪&低カロリーでヘルシー

白身魚

回遊魚で持久力のある赤身魚に対して、白身魚はある一定のエリアで生息し、瞬発力にすぐれていることが特徴です。アスリートにたとえれば、スタートダッシュが得意な短距離選手。スタミナの面では赤身魚に劣ります。

白身魚は、高たんぱく、低脂肪、低カロリー。おまけにコラーゲンも多いので、ダイエット食としてもおすすめです。

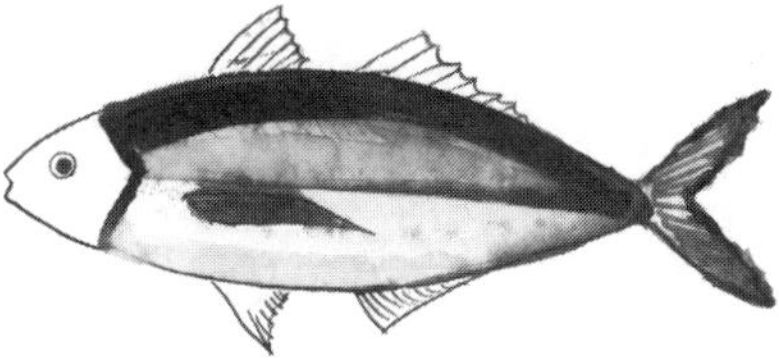

鯵や鯖は、目が澄み、身にツヤとハリのあるものを。鰯は腹の部分がしっかり締まっているものを選ぶ。

鱈はたんぱく質が豊富で栄養満点。脂質が少なく、低カロリーでヘルシーな魚です。ビタミンAやEなども比較的多く含みます。かれいは淡白な味わいが特徴。たんぱく質やビタミン類を多く含みます。鮭は紅色の身をしていますが、じつは白身魚。アスタキサンチンという赤い色素が多いため、白身が紅くなっています。

栄養キープの保存法

鮮魚は内臓をつけておくと鮮度が落ちやすい。購入後はすぐにエラやワタを取り除いておく。切り身の魚は冷蔵庫で保存し、早めに食べ切る。2～3日。あまったあさりは砂抜きをして、殻のまま冷凍する。1か月。使うときは解凍なしでOK。

栄養*data*

鯖(生)
- エネルギー …………………247kcal
- たんぱく質 …………………20.6g
- カリウム ………………… 330mg
- リン ……………………… 220mg
- ビタミンA（レチノール） … 37μg

鱈は、生は身に透明感のあるものを、甘塩のものは濁りのない白色のものを選ぶ。かれいは身が厚く、ウロコにツヤのあるものを選ぶ。腹が白く、透明感があるかもチェック。

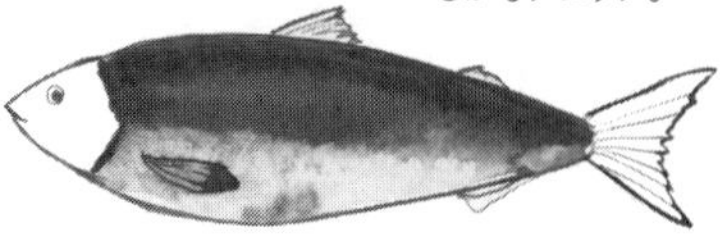

栄養*data*

真鱈(生)
- エネルギー … 77kcal
- たんぱく質……17.6mg
- カリウム …… 350mg
- リン ………… 230mg
- ヨウ素 ……… 350μg

しじみパワーが肝臓を守る

あさり／しじみ

あさりは、身の半分ほどがたんぱく質で構成されています。カルシウムや鉄などのミネラルも豊富で、低脂肪です。

　はまぐりなど多くの貝類に含まれるコハク酸という、旨み成分が多いのが特徴。クセのないよい出汁が出ます。

　しじみにはアミノ酸の一種、オルニチンが豊富に含まれています。オルニチンは肝臓の働きを正常に保つほか、疲労回復の効果も期待できます。

　ほかにも、しじみには肝臓をフォローする栄養成分が豊かです。肝臓のアルコール分解を助けるアラニン、肝機能を高めるビタミンB_{12}など、「お酒を飲む人はしじみ」といわれるゆえんは、このあたりにありそうです。

また、しじみは鉄の含有量が豊富なうえ、赤血球の合成に関わるビタミンB_{12}も多いので、貧血の予防・改善にもおすすめです。

栄養*data*

あさり（生）	
・エネルギー	30kcal
・たんぱく質	6.0mg
・カルシウム	66mg
・マグネシウム	100mg
・ビタミンB_{12}	52.4μg

栄養*data*

しじみ（生）	
・エネルギー	64kcal
・たんぱく質	7.5mg
・カルシウム	240mg
・マグネシウム	120mg
・ビタミンB_{12}	68.4μg

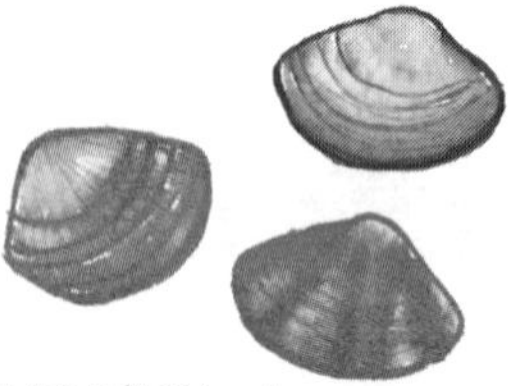

あさりは殻がふっくらしているものを。塩水につけると、すぐに水管を出すものが新鮮。しじみを選ぶときは、貝殻にツヤがあり、水につけるとすぐに水管を出すものを。

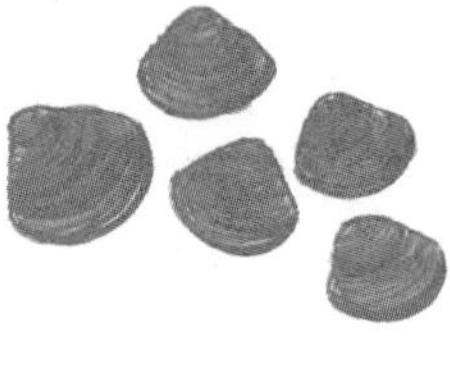

DHAやEPAの酸化を β-カロテンで防ぐ

ＤＨＡやＥＰＡといった不飽和脂肪酸は、とても酸化しやすい特徴をもっています。不飽和脂肪酸が体内で酸化されて「過酸化脂質」になると、動脈硬化やがんの要因になることも。そこで緑黄色野菜に多く含まれる、β-カロテンの抗酸化力を借りて酸化を防ぎましょう。たとえばにんじんや春菊、ほうれん草を使ったレシピを、赤身魚の料理にアレンジ。メインの魚料理ににんじんのつけ合わせや、ほうれん草のサラダを添えるなど、レシピや献立の組み合わせで貴重な栄養を活かせます。

ビタミンCをプラスして、あさりの栄養価アップ

あさりはビタミンＣの含有量が少なめです。持ち合わせるすぐれた栄養を活かすためにも、ビタミンＣを含む食材と組み合わせてバランスをとります。

たとえばアクアパッツァの材料に、ビタミンＣが豊富なパプリカやブロッコリーを使います。魚とあさりも合わせ、オリーブ油、塩、水で煮込めば、イタリアンの定番が完成です。

冷凍してあさりの旨みアップ

あさりは冷凍すると細胞が壊され、旨みが抽出しやすくなります。濃厚な旨みが生きる味噌汁やスープなどの汁もの、シチューや炊き込みご飯などのレシピなら、冷凍したあさりをあえて使う手もあります。

ただし、冷凍すると身が縮むので、酒蒸しなど身を活かすレシピには向きません。

栄養
まるごと
レシピ

DHA&EPAを逃がさない

漬け鮪

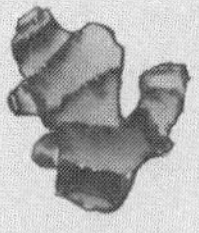

材料（作りやすい分量）

- 鮪の刺身…… 100g
- 醤油……… 大さじ1
- みりん …… 大さじ1
- おろししょうが
  …………… 小さじ1

1 ボウルに醤油、みりん、おろししょうがをいれて混ぜ、鮪の刺身を加えて全体にからめる。

2 1時間以上漬ける。

レンジでふっくら

鱈といんげんのレンジ蒸し

材料（1人分）

- 鱈…………… 1切れ
- いんげん… 5〜6本
- 酒………… 小さじ1
- ポン酢醤油… 適量

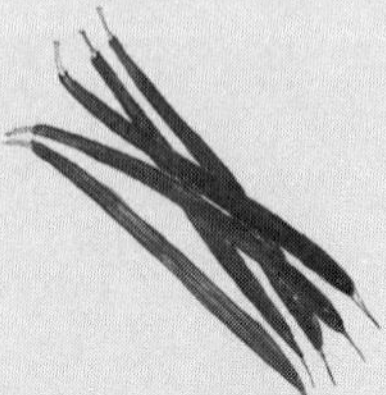

1 いんげんはヘタをとる。耐熱皿に鱈といんげんをのせ、鱈に酒をふる。

2 ふんわりとラップをして電子レンジ(600w)で2分半加熱する。

3 ポン酢醤油をかけていただく。

酸化の少ない高栄養価のまま
骨まで食べられる

鯖缶&鰯缶

ストックしておくと「何かもう一品」というときに重宝するのが、鯖缶や鰯缶です。栄養価は鮮魚と同じで、たんぱく質、ビタミンD、不飽和脂肪酸のDHAとEPAが豊富です。

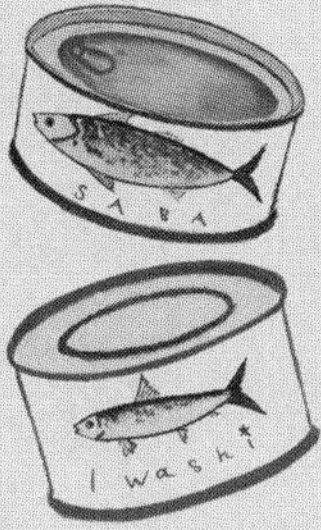

―― 栄養data ――

鯖の缶詰(水煮)

- エネルギー … 190kcal
- たんぱく質 … 20.9mg
- カルシウム ……260mg
- マグネシウム … 31mg
- リン ……………190mg

《 栄養を捨てない調理のコツ 》

カルシウムが豊富

どちらの缶詰も骨までそっくり食べられるのが、焼き魚や煮魚にはない大きな特徴です。豊富なカルシウムがムダなくとれます。

栄養が新鮮

DHAやEPAなどの不飽和脂肪酸は、酸化しやすいのが難点。しかし、缶詰に加工されれば空気に触れることも少ないため、酸化の少ないフレッシュな状態でいただけます。

栄養まるごとレシピ

缶詰の汁ごと使って

鯖缶そぼろ

材料(作りやすい分量)

- 鯖の水煮缶……… 1缶
- 醤油………… 小さじ2
- みりん ……… 小さじ2
- おろししょうが ……………… 小さじ1
- 白いりごま ……… 適量

1 フライパンに鯖の水煮缶を汁ごと入れ、ほぐしながら中火で炒める。

2 水分がとんだら醤油とみりんを加え、汁気が飛ぶまで炒める。

3 白いりごまをふる。

※保存　冷蔵5日

Other

質のよいたんぱく質が豊富。健康を保つスタミナ補給源

牛肉／鶏肉／豚肉／ホルモン

牛肉、鶏肉、豚肉は、全般的に良質なたんぱく質が豊富です。飽和脂肪酸を多く含むので、動脈硬化や生活習慣病が心配ですが、適量なら問題ありません。

栄養キープの保存法

牛肉、豚肉、鶏肉を保存するときは、ラップをして冷蔵保存。いずれも早めに使い切るようにする。2～3日。

牛肉

パワーの源となる栄養食材

牛肉はたんぱく質のほかミネラルも豊富で、ビタミンB群なども含みます。比較的脂肪分は多めですが、赤身のヒレや肩、内ももは脂肪分が少なく、

鶏肉

低脂肪でバランスのよいヘルシーな食材

鶏肉は牛肉や豚肉に比べて脂肪分が少なく、ヘルシーな食材。また、コレステロール値を下げる不飽和脂肪酸が牛肉や豚肉と比べると多いのも特

豚肉

スタミナをつくるビタミンB_1が豊か

豚肉に豊富なビタミンB_1には、摂取した糖質からエネルギーを生み出す働きがあり、疲労回復やスタミナ増進に役立ちます。また、皮膚や粘膜の

ホルモン

イメージを超える栄養価の高さに注目

牛、豚などの内臓肉をさしてホルモンと呼んでいます。かつては廃棄していた部位もあるようですが、たんぱく質やビタミン、ミネラル類が豊富

鉄分の多いのが特徴です。赤身にはカルニチンが豊富に含まれています。カルニチンには、中性脂肪を減らす効果があるとされています。

赤い肉色が鮮やかで、脂肪が白くきれいな色のものを選ぶ。

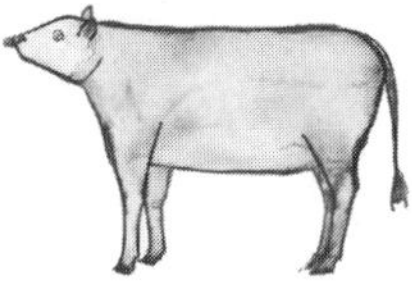

栄養data

牛肉（もも）（生）
・エネルギー …259kcal
・たんぱく質 …19.2mg
・カリウム …… 320mg
・マグネシウム …22mg
・リン ………… 160mg

徴です。

たんぱく質を構成する、多くの必須アミノ酸も含まれるほか、ビタミンAやビタミンB群、ビタミンKなども豊富です。

肉の色が鮮やかで、肉に厚みのあるものを。

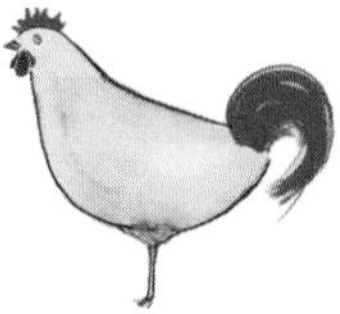

栄養data

鶏肉（もも）（生）
・エネルギー …253kcal
・たんぱく質 …62.9mg
・カリウム …… 160mg
・マグネシウム …16mg
・リン ………… 110mg

働きをフォローする作用もあります。

カリウムや亜鉛、リンといったミネラル分も多いです。

肉の色が淡い紅色で、脂肪は締まって白色のものを選ぶ。

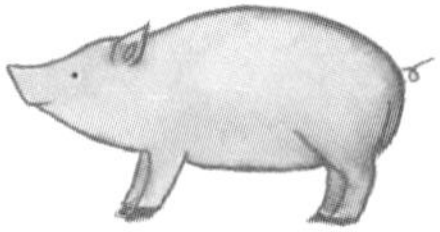

栄養data

豚肉（もも）（生）
・エネルギー …183kcal
・たんぱく質 …20.5mg
・カリウム …… 350mg
・マグネシウム …24mg
・リン ………… 200mg

で、あなどれない存在。

なじみのある牛タン（舌）は高たんぱく、低カロリーでヘルシー。カルシウムや鉄も含みます。

ホルモンの代表的な種類はレバー（肝臓）、タン（舌）、ハツ（心臓）、ミノ（第1胃）、ハチノス（第2胃）、ハラミ（横隔膜）など。

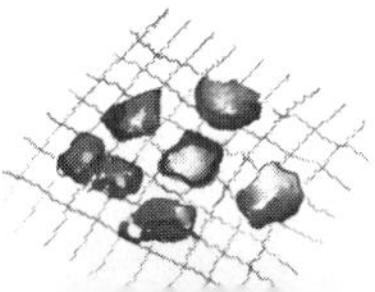

栄養data

鶏レバー（生）
・エネルギー …111kcal
・たんぱく質 …18.9mg
・カリウム …… 330mg
・マグネシウム …19mg
・リン ………… 300mg

栄養を捨てない調理のコツ

栄養と旨みを閉じ込める冷凍保存

肉は下味をつけて冷凍保存することで、肉汁や旨み、栄養をいい状態でキープできます。

さらに、よくあるパサつきの防止にも。下味は塩と砂糖のみの最低限でＯＫ。砂糖を加えることで、塩だけよりも肉の保水性が高まり、肉汁などを内部に閉じ込めてくれます。

調理ではありませんが、栄養をムダにしないコツのひとつです。

酸に溶かしてカルシウムを抽出

鶏の手羽元や手羽先など、骨つき肉の骨は食べられませんが、骨に含まれるカルシウムを効率よくとれる方法があります。

カルシウムが酸に溶け出す特性を利用して、レモン汁や酢で手羽元や手羽先を煮て、栄養成分をムダなく引き出します。

煮ものは汁までいただけば、骨や歯を丈夫にする効能も満点です。

ねぎやにらで豚肉のビタミンB_1を高吸収

長ねぎ、にらに含まれる硫化アリルは、空気に触れるとアリシンという成分に変わり、ビタミンB_1の吸収を助ける働きがあります。

ビタミンB_1が豊富な豚肉と食べ合わせることで、効率よく栄養が吸収できます。

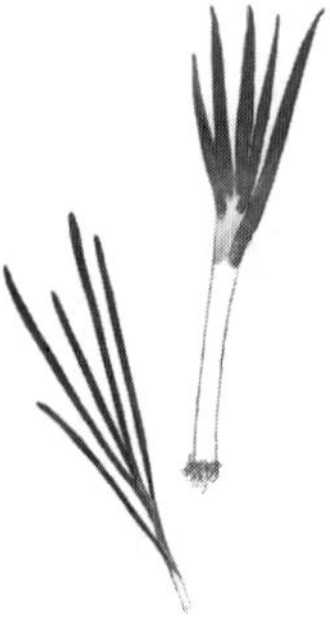

栄養まるごとレシピ

カルシウムたっぷり

手羽元のすっぱ煮

材料（2〜3人分）

- 鶏手羽元……… 8本
- ゆで卵………… 4個
- Ⓐ
  - 醤油………… 50ml
  - 砂糖………… 25ml
  - みりん……… 25ml
  - 酢…………… 100ml
- しょうが … ひとかけ
- サラダ油…… 適量

1 Ⓐの調味料は混ぜ合わせておく。しょうがは薄切りにする。

2 フライパンにサラダ油をひき、手羽元を入れて全体に焼き目がつくまで焼く。

3 1としょうがを加え、殻をむいたゆで卵も加える。落としぶたをして、途中で転がしながら弱めの中火で20分煮る。

4 煮汁が1/3ほどになったらできあがり。

ふっくらやわらか

鶏レバーの塩麹漬け

材料（作りやすい分量）

- 鶏レバー…… 300g
- 塩麹……… 大さじ2

1 レバーは食べやすい大きさに切る。ボウルに水をはり、レバーを入れてかき混ぜる。3回ほど水を換えながら血抜きをする。

2 ポリ袋にレバーと塩麹を入れて揉み込み、空気を抜いて口を閉じ、冷蔵庫で一晩漬ける。

3 鍋にレバーとひたひたの水を入れて火にかけ、沸騰したら弱火にして10分煮る。ザルにあげて湯は捨てる。

保存　冷蔵4日

Other

米

エネルギー源になるバランス食材

米の主成分はでんぷんで、ほかにもたんぱく質やミネラル、ビタミンなどを含んでいます。

玄米は米のもみ殻を取り除いたもの。五分づきは玄米を少しぬかを残して精米したもの。胚芽だけを残して精米すると胚芽米となります。この中で玄米が最も栄養価が高く、ビタミンB_1やビタミンE、鉄、食物繊維が豊富です。

米にはうるち米と餅米がある。うるち米は普段ご飯として食べているもの。餅米は赤飯や餅、団子などに使われる。

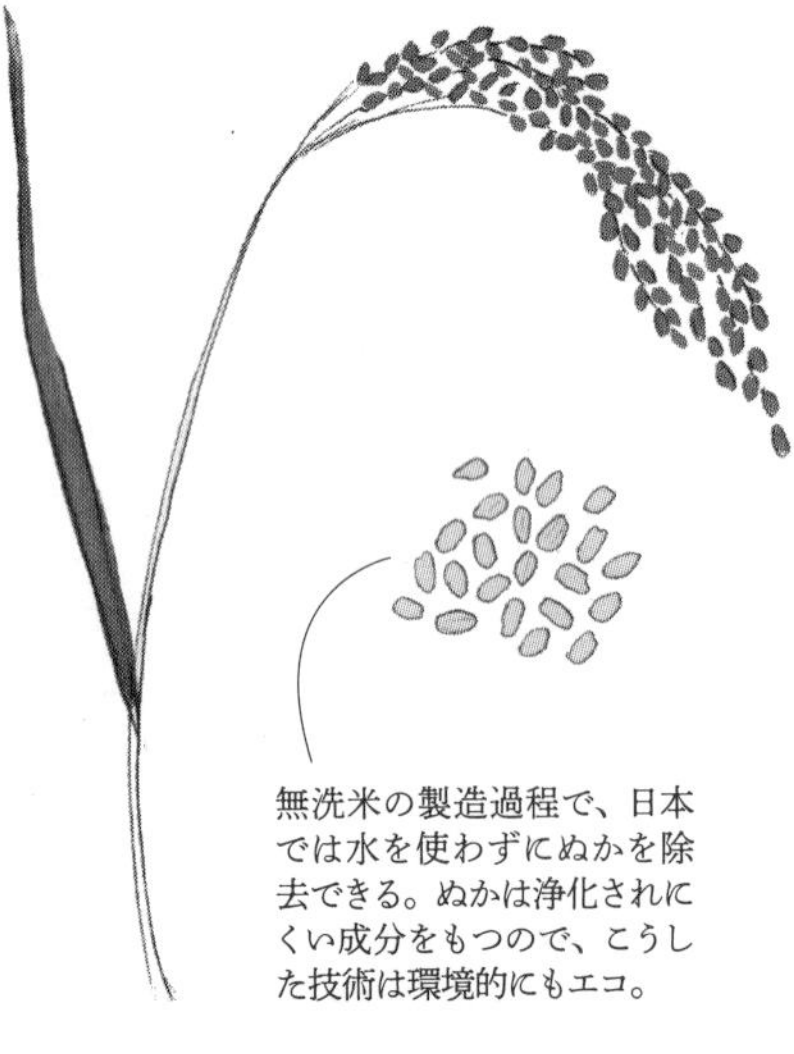

無洗米の製造過程で、日本では水を使わずにぬかを除去できる。ぬかは浄化されにくい成分をもつので、こうした技術は環境的にもエコ。

栄養キープの保存法

冷蔵庫へ。2か月。常温保存するときは、密閉保存で1か月。

栄養 *data*

米（精白米・うるち米）
- エネルギー… 358kcal
- たんぱく質……… 6.1g
- 炭水化物…………77.6g
- モリブデン……… 69μg
- ビタミンB_6…… 0.12μg

ぬか漬けでビタミンを補給

米ぬかは米を精白したときに出る、果皮や種皮などの一部。玄米の状態で米を買っても、捨ててしまう場合が多いかもしれません。しかし、ぬかにはミネラルやビタミンB_1などが豊富。その栄養を活かすなら、ぬか漬けがおすすめです。きゅうりなどをぬか漬けにすれば、漬け物からビタミンやミネラルが補給できます。

もち麦ごはんで米の栄養をサポート

米をおいしくいただけば、栄養も十分に摂取できます。その手助けをするのが、大麦の一種、もち麦です。もち麦には水溶性の食物繊維が豊富。腸内環境を整えるとともに、糖質の吸収や食後の血糖値を抑える効果が期待できます。米の栄養にプラスして、もち麦の効能を活かしましょう。

栄養まるごとレシピ

食感も楽しい

もち麦ご飯

材料（3合分）

- 米……………… 2合
- もち麦………… 1合
- 水……………… 600ml

1 米は洗って水気を切る。

2 厚手の鍋にもち麦、米を入れて水を注ぎ、30分吸水させる。

3 中火にかけてふたをし、沸騰したら弱火で5分加熱し、10分蒸らす。

※火加減と加熱時間は鍋によって調節してください（炊飯器でも普通のご飯と同じように炊くことができます）。

Other

ごま

すって、つぶして引き出す

ごまは脂質の多い食材です。その中心となるのはリノール酸やオレイン酸などの不飽和脂肪酸。コレステロール値や中性脂肪を下げる働きがあります。

注目したいのは、ごま特有の成分、ゴマリグナン。ポリフェノールの一種で、強い抗酸化力や肝臓を守る働き、血圧の上昇を抑える効果などが期待されます。あの小さな粒に大きなパワーが秘められています。

白ごま、黒ごま、どちらも栄養成分や栄養価はほぼ同じ。

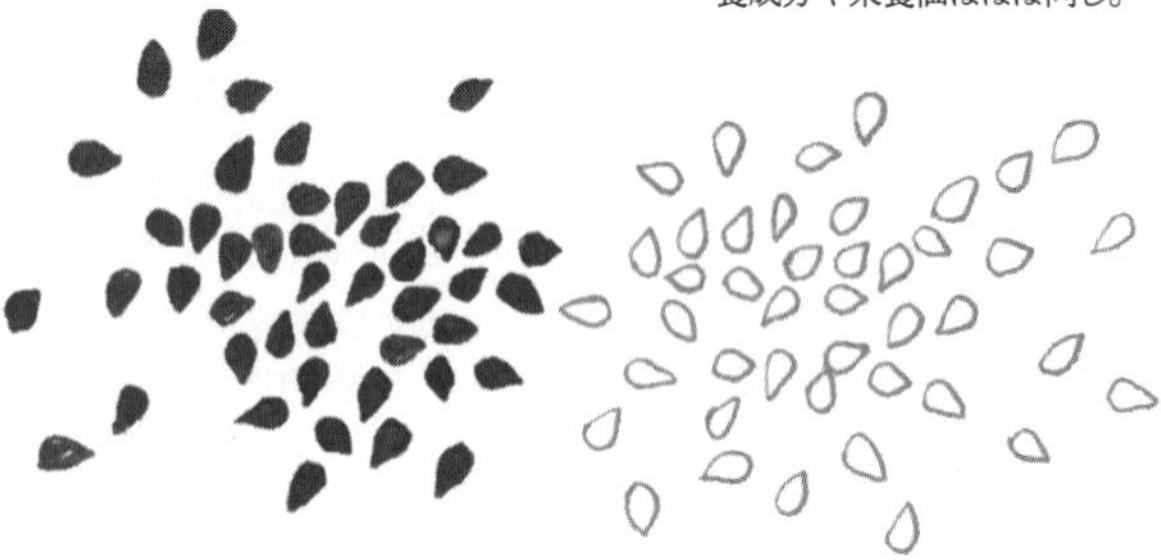

栄養キープの保存法

湿気を避けて冷蔵庫に保存。保存期限は1か月。

栄養*data*

ごま
- エネルギー… 586kcal
- 脂質 ……………… 53.8g
- カルシウム… 1200mg
- マグネシウム… 370mg

すりごまで手軽に栄養摂取

「すりごま」にすると活用のバリエーションが広がります。味噌汁、おひたし、和えもののほか、麺類や豆腐などにかけるだけで栄養効果アップ。

ごまの栄養を十分に引き出すには、硬い殻を壊します。ごまを細かくすることで、栄養の吸収がよくなります。その意味でも、すりごまは理想的です。さらに、すりごまをペースト状にした「練りごま」もおすすめ。

相乗効果で抗酸化パワーを強化！

ごまの特有成分、ゴマリグナンの効能をさらにパワーアップさせれば、生活習慣病や免疫力アップなどの効果が期待できます。ビタミンCやβ-カロテンが豊富な小松菜やかぼちゃなど、抗酸化食材との食べ合わせで、抗酸化力の相乗効果を狙えます。

栄養まるごとレシピ

ちょい足しで風味もかわる

ごま味噌汁

材料（2人分）

- ごま……… 大さじ1
- 味噌汁

1 普段の味噌汁の仕上げに、ごまを手ですり潰して加える。

Other

完全栄養食品

たまご

たまごはビタミン、ミネラル、アミノ酸など多くの栄養をバランスよく含んだ食材です。卵白はたんぱく質が豊富ですが、そのほかほとんどの栄養は卵黄に含まれます。

卵黄にはコレステロールを排出して、動脈硬化などを予防する脂質の一種、レシチンが含まれます。この成分には、善玉コレステロールを増やし、悪玉コレステロールを減らす働きもあります。

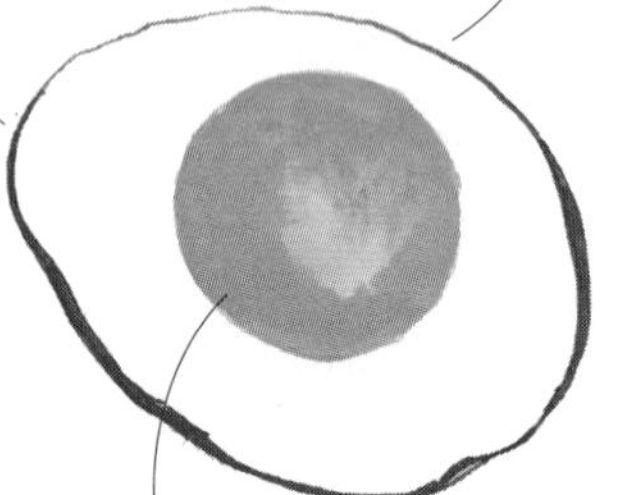
殻の色は鶏の種類によるもので、栄養価に差はない。また、黄身(卵黄)の色が濃いとおいしそうに見えるが、飼料の違いによるもので栄養価は変わらない。
殻の大きさが違っても卵黄の大きさは同じなので、たまごのサイズで栄養価は変わらない。
フレッシュなたまごは、割ったときに卵黄がふっくらと盛り上がり、卵白も広がらずに、まとまっている。

栄養キープの保存法

冷蔵庫のドアポケット付近は、ドアの開閉でたまごが割れたり、振動や温度変化の大きさから傷みやすいので、ドアの影響を受けにくい場所での保存を。保存期限は2週間。

栄養data

全卵(生)

- エネルギー… 151kcal
- たんぱく質………12.3g
- ナトリウム………51mg
- ビタミンA（レチノール）… 140μg

カラザに抗がん作用や免疫力アップの効果

生たまごを割ったときに、卵黄のそばに小さな白い塊があります。これはカラザといって卵白の一種。卵黄を一定の位置に保持します。見た目や食感がよくないためか、捨ててしまう方もいますが、ここにもビタミンやミネラルなどの栄養が含まれます。とくにシアル酸という成分には、抗がん作用や免疫力を高める効果も期待できます。

たまごの賞味期限切れ。すぐに捨てないで

たまごの容器や殻の上に表示されている賞味期限は、生で食べられる期限を表しています。3～4日くらいの賞味期限切れなら、加熱すればまだ食べられます。ガッカリしてすぐに捨てないようにしてください。

栄養まるごとレシピ

とろとろの半熟に黄金比のたれ

簡単半熟煮卵

材料

- たまご …… 3～4個
- Ⓐ
  - 醤油………… 50ml
  - みりん ……… 50ml
  - 酢………… 大さじ1
  - 水…………… 100ml

1 卵は熱湯から6分半茹でる。冷水にとり殻をむく。

2 ポリ袋に卵とⒶを入れて一晩つける（たまに卵を動かしてつかる面を変えるときれいにつかります）。

Other

ビタミンCと食物繊維をプラス

チーズ

チーズはカルシウムとたんぱく質が豊富です。さらに、チーズにはカゼインという、カルシウムの吸収を高める成分が含まれているので、もともと吸収率の低いカルシウムを効率よくとれる特徴があります。

パルメザンなどの硬いチーズはカルシウムが多く、クリームやカッテージのような、柔らかいチーズはカルシウムが少なめという傾向があります。

カゼインは牛乳などに含まれる、たんぱく質の一種。

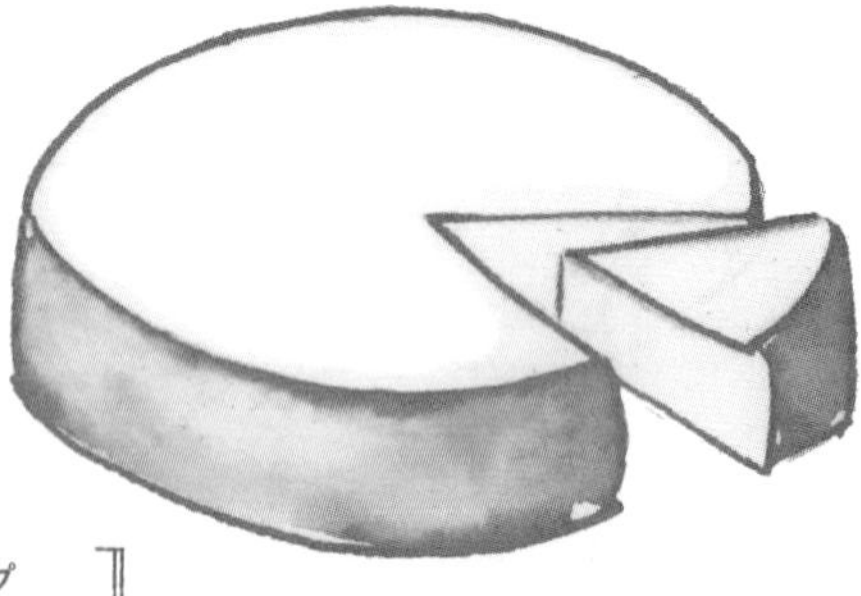

栄養キープの保存法

ラップに包んで冷蔵庫へ。グラタンやスープ、サラダなどに使うシュレッドチーズは冷凍もOK。解凍なしでそのまま使える。保存期限は1か月。

栄養data

ナチュラルチーズ（パルメザンチーズ）

・エネルギー… 475kcal
・たんぱく質………44.0g
・ナトリウム… 1500mg
・カルシウム… 1300mg

《 栄養を捨てない調理のコツ 》

チーズの豊富な栄養を手軽にとる

シュレッドチーズやパルメザンチーズなど、トッピングしやすいチーズをパラパラと料理にかければ栄養価アップと味のアクセントを楽しめます。たとえば、肉じゃがにパルメザンチーズをトッピング。和食に洋食のテイストが加わり、新鮮な味わいに。

もともとの栄養が生きるバランスのとれたメニューを

チーズにはビタミンCと食物繊維がほとんど含まれません。豊富なたんぱく質とカルシウムを活かすためにも、栄養のバランスをとりたいもの。ブロッコリーやパセリなど、ビタミンCを多く含む食材と組み合わせたメニューなら理想的。食物繊維を補うなら、海藻類や豆類を使ったレシピと食べ合わせるとよいと思います。

栄養まるごとレシピ

超時短パン

チーズ蒸しパン

材料（マフィン型2個分）

- 米粉……………… 50g
- ベーキングパウダー……………… 小さじ1
- 粉チーズ… 大さじ1
- 砂糖……… 小さじ2
- サラダ油…大さじ1/2
- 牛乳………… 70ml

1 ボウルにすべての材料を入れ泡立て器で混ぜる。

2 マフィン型に注ぎ、電子レンジ(600w)で1分半加熱する。

素材別 INDEX

あ

か

さ

た

レシピ別

INDEX

参考文献

『七訂 食品成分表 2020』女子栄養大学出版部

本作品は、当文庫のための書き下ろしです。

中井エリカ（なかい・えりか）
管理栄養士。管理栄養士として社員食堂で勤務後、フリーに。レシピ提案、料理撮影、栄養価計算やコラム執筆などを行っている。インスタグラム「簡単レシピ　作り置き」、YouTubeチャンネル「食堂あさごはん」が人気。
著書『野菜がおいしすぎる作りおき』（エムディエヌコーポレーション）のほか、レシピ監修に『お医者さんが考えた痩せる朝ごはん』（三空出版）がある。
Instagram　@erika_pyys

だいわ文庫

栄養《えいよう》を捨《す》てない料理術《りょうりじゅつ》

著者　中井《なかい》エリカ

二〇二一年二月一五日第一刷発行

発行者　佐藤 靖
発行所　大和《だいわ》書房
東京都文京区関口一－三三－四　〒一一二－〇〇一四
電話　〇三－三二〇三－四五一一

フォーマットデザイン　鈴木成一デザイン室
本文デザイン　庄子佳奈(marble.inc)
本文イラスト　押金美和
編集協力　児玉光彦
本文印刷　厚徳社
カバー印刷　山一印刷
製本　ナショナル製本

ISBN978-4-479-30854-6
乱丁本・落丁本はお取り替えいたします。
http://www.daiwashobo.co.jp